提升學習抗壓力，成功者的大腦訓練運動課程

原來大腦可以這樣練

洪聰敏 ⸺⸺⸺⸺⸺ 著

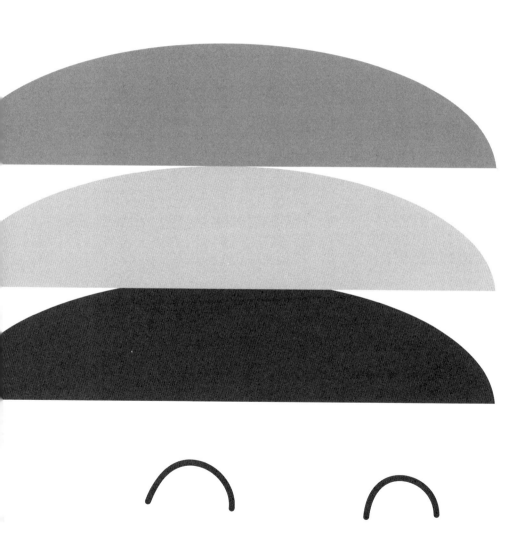

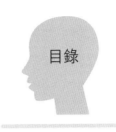

目錄

CONTENTS

PREFACE

無私推廣讓所有人都能受用的知識

吳正己（國立臺灣師範大學校長）

　　獲選全球體育運動學術界最高殿堂——美國國家人體運動學院院士（Fellow, National Academy of Kinesiology, US）殊榮、美國馬里蘭大學運動心理學博士（Doctor of Philosophy, Department of Kinesiology, University of Maryland at College Park）、科技部傑出研究獎、臺師大體育與運動科學學系研究講座教授、我國亞、奧運代表隊運動心理諮

商師、8 屆桌球國手資歷等等。只要你 google 一下，不難找到上述這些洪聰敏博士的相關訊息。

從出色的競技運動員退役，成功轉戰學術領域，成為拔尖的學者。你一定會覺得他是一個被幸運之神所眷顧的人，然而，事實卻不盡然如此。

洪教授從小家境清寒，一家八口靠著父親一個人撐起生計。生為長子，他很小就能體恤父親的辛勞，總希望能為家人做出貢獻，並期許自己要成為一個有用的人。

所以，他總是思考著「要如何成功？」

選手時期的他，喜歡觀察記錄隊友、對手的特質，希望從中找出贏得勝利的潛規則。每次賽事，他分析自己的優、劣勢，擬出對戰策略。即使在隊上身形最小，卻是戰績最好的選手！

他，是一個喜歡動腦的運動員。

轉戰學術領域的他，也經歷過坐冷板凳的時期；公費留學期間，更有許多不為外人道的壓力及辛苦。這些困頓挫折，他很少提起。或許，因為過去運動員的經歷，讓他知道一切的磨練，終會化做養分，讓自己更加成長、進化！

「人生沒有無用的經驗。」他總是這麼說⋯⋯

現在的他，一樣充滿活力、充滿能量。在會議中，他總能提出獨到的見解，開啟另類的思維，激盪大家的想法；在網球場，他像一顆勁量電池，不負當年桌球國手「滿場飛」的封號。

為本書寫推薦序時，我不免好奇，他可以出書的素材很多，為什麼會選擇以學術理論為主軸，相對不那麼市場取向的主題？

「出書，不是為了賺錢。而是希望能推廣真正讓大眾受用的知識。」

他娓娓說著：自己從小受國家栽培成為桌球國手，比別人更早看到外面的世界；褪下國手身分，又獲公費留學；如今在臺師大，又獲得政府諸多研究補助。他感念這個孕育他的國家。如果，藉由自己微小的力量，可以做一點有益社會的事，那麼這本書是他傾注全力，希望可以推廣給社會大眾的。

透過科學證據的運動處方，設計適性的運動課程，藉由身體活動（低成本）的投入，建構身、心、腦的健康發展，減少醫療、長照的社會資源負擔，絕對是一項明智的選擇。期盼藉由此書的出版，讓你、我都能開始善用身體、練就大腦，成就更健康、成功的幸福人生。

PREFACE

透過運動擁有成功者大腦

周建智（臺北市立大學運動教育研究所所長）

　　恭喜洪聰敏講座教授出書了！我也非常榮幸受邀寫序。說到運動與大腦科學這之間的因果關聯性，已經是體育運動、心理、教育、社會、經濟、藝術人文等領域上耳熟能詳的主流科學了，不論是運動競賽、健身運動、休閒、健康等，都可以運動作為基礎，運用認知訓練、正念訓練、生物回饋訓練、自我調節策略等方式強化提升我們

的執行功能。

洪教授的《原來大腦可以這樣練》為了滿足教練、教師、運動心理師、家長、樂齡族群、健身運動者、健康促進推動者，或企業主管領導者，精心描述透過運動訓練課程或是健身活動，如何提升學習抗壓力，讓每一個人擁有成功者的大腦。

我認識洪教授已有 20 年了，當初同為臺北市立體育學院同事，雖然他已是退役選手，但因為他特別愛運動，尤其是持拍運動，所以他擁有身、心、靈都健康的生活，充滿幹勁和活力，並勇敢面對各種挑戰與挫折。在他身邊可以感受到他的正能量的感染力，帶動鼓舞周遭氣氛與和樂發展。

正如書中所述，健身運動生活化能誘發與調節正腎上腺素與多巴胺，這些都是和情緒有關的神經傳導物質，在生活上能帶給我們正向情緒、掌管能量與專注、減輕消

沉、焦慮與壓力，以及喜悅與回饋。洪教授之所以功成名就，除了本身的努力之外，最重要的就是規律運動的好習慣，從洪教授的身體力行就可以得知：

真正的力量是規律運動
真正的智慧是執行功能
真正的偉大是大腦運作

原來大腦可以這樣練：
提升學習抗壓力，成功者的大腦運動訓練課程

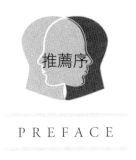

PREFACE

以證據為基礎的科普書

季力康（國立臺灣師範大學運動與休閒學院院長）

　　我與本書作者洪聰敏教授相識超過 25 年，洪教授為國際知名的運動認知神經科學專家，學術著作非常豐富，除此之外，洪教授也長期擔任我國亞運及奧運選手的心理訓練及諮詢工作，協助選手提升表現。

　　他是一位在學術及實際應用領域非常傑出的教授；同

時，洪教授也不遺餘力的推廣運動心理的科普知識，讓更多的人能認識運動心理學，並且能從中獲得益處。本書即是他其中的一本科普著作，將他多年來的學術研究成果與實際服務運動員的經驗融合，因此本書是一本以證據為基礎的科普書。

大腦的執行功能無論在工作或是日常生活中，都扮演非常重要的角色。這本好書從科學的角度，非常有系統的帶領讀者認識大腦的執行功能，並且闡述提升執行功能的重要原則以及改善執行功能的具體方法，特別是針對運動改善執行功能方面，用深入淺出的方式，說明透過運動改善認知功能的認知神經科學的機轉，以及如何透過運動來改善執行功能的具體方案。

相信讀者在閱讀完本書，並按照文章內的方法實行，都能因而受益，擁有健康、成功、幸福的人生。

原來大腦可以這樣練：
提升學習抗壓力，成功者的大腦運動訓練課程

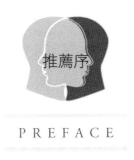

運動不只健身，更能提升大腦認知能力

林明仁博士

（科技部人文司司長／國立臺灣大學經濟系教授）

　　很高興來為洪聰敏教授出版的《原來大腦可以這樣練》這一本科普專書寫推薦序，跟洪教授結緣是因為二年前開始擔任科技部人文司司長的工作。洪教授在本司除了有超過 20 年主持專題研究計畫之資歷外，過去也曾經擔任過人文司教育學門共同召集人，並曾獲科技部傑出研究

獎以及獲選為美國國家人體運動學院院士的殊榮。這些學術上的成果來自一位過去曾經是 8 屆中華隊桌球國手，確實打破了過去許多人對頂尖運動員的刻板印象。

　　洪教授除了改變一般人對運動員的印象，他即將出版的《原來大腦可以這樣練》這本書，也是一本會打破許多人對於運動觀念的科普專書。過去大部分人對於運動的認識，可能都停留在運動對身體健康影響這一個面向，運動在心理健康，甚至是認知功能之影響，則比較沒有注意到。而這一本書，洪教授集結過去幾十年運動認知神經科學對於運動與大腦認知功能的相關研究成果，特別運動對前額葉這個大腦執行長的效益，以科普的方式來告訴社會大眾，其實是可以用運動來幫助提升與健康、成功、快樂這些人生目標關係密切的認知能力，這在當前我國進入超高齡社會，維持大腦健康、預防認知功能退化甚至失智的問題，都有其時代的意義。而且，這一本書也與當前所提倡的精準科學觀念相似，要用運動來幫助大腦執行長，不是只要去做運動就會有效果，而是要有精準的運動處方。

原來大腦可以這樣練：
提升學習抗壓力，成功者的大腦運動訓練課程

最後，科學研究成果除了進行學術發表之外，轉譯而讓社會大眾受益，也是科技部近年努力推廣的重要工作，期盼藉由此書的出版，能引發更多科普轉譯的知識推廣行動，讓學術研究者更懂得貼近一般人民生活與需求，也讓更多普羅大眾能了解學術研究的實用價值。

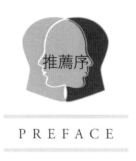

使運動科學發揮更大效益

林靜萍（國立臺灣師範大學體育與運動科學系主任）

　　非常榮幸受邀為本書寫序，收到初稿迫不及待一睹為快，果然是科普文章，內容有據又深入淺出，很容易吸收應用的一本書。

　　洪教授是個優秀的運動員，更是位優秀的學者，獲得許多重要學術獎勵，近年則致力於將這些知識應用到實際

原來大腦可以這樣練：
提升學習抗壓力，成功者的大腦運動訓練課程

層面，幫助運動員、幫助一般普羅大眾，發揮知識的價值。從與洪教授日常的互動當中，可以感受到他的殷切期盼，本書付梓當是重要的一步。

拜讀後發現本書有下列幾點特色：

一、概念新穎、超越傳統：運動對身體健康的益處眾人皆知，本書重點則放在「執行功能」，提出運動健腦，邁向成功人生的新穎觀念。

二、深入淺出、易讀易懂：本書將艱深的理論、複雜的研究，透過淺顯的文字，實際的例子呈現，很容易閱讀吸收，適合一般民眾閱讀。

三、學理基礎、研究依據：相關內容呈現方式雖然淺顯易懂，但都是有學理基礎，有研究依據，是科學化的產物，值得信賴！

四、實務操作、具體有效：除了學理基礎，本書最大特色應是介紹許多具體的操作方法來達到改善執行功能的目的，例如不只告訴你要運動，還告訴你做甚麼運動、怎麼動。

　　本書之付梓當是運動科學研究發揮更大效益的展現，期待未來能有更多相關著作出版，也是社會大眾之福。

原來大腦可以這樣練：
提升學習抗壓力，成功者的大腦運動訓練課程

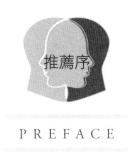

PREFACE

雞尾酒式運動課程，訓練大腦打造全新人生

張少熙（前體育署署長）

　　從還是乒乓外交的 1970 年代開始打桌球的洪聰敏教授，25 歲從國手退役轉戰學術研究，經過幾十年的努力，現在的他，已經躍身為國際學術舞臺的傑出學者。

　　如果有幸聽過洪教授的演講，會發現他是一個極具舞臺魅力的講者，總是用有趣的故事和生動的例子，深入淺

出地將艱深的理論，轉化成你、我聽得懂的語言，看似即興演說的內容背後，蘊藏著他豐富的人生智慧。

這本《原來大腦可以這樣練》，集結了洪教授多年學術研究基礎，有別於僅是單純推廣運動健身的概念，書中更提供許多透過運動可以幫助兒童認知發展、減緩大腦退化的科學證據，並強調以雞尾酒式的運動課程內容，作為訓練大腦執行長的載體，幫助我們建構健康、快樂、成功的人生！

將科學理論與生活結合應用，是學術發展的最終目的，相信藉由本書的出版與推廣，不僅能讓社會大眾對於運動與認知神經發展有初步的了解，透過書中的科學實證，也讓我們對運動有更多的認識。原來只要用對方法，「運動」不只能幫助我們擁有健康的身體，更能讓我們思考靈活、充滿創意！

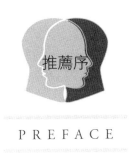

形塑成功者大腦的頂尖指引

張育愷博士（臺灣運動心理學會理事長／國立臺灣師範大學體育與運動科學系研究講座教授兼副主任／身體活動認知神經科學宣實驗室主持人）

　　夢想的成就、身心的健康是吾人畢生所追求，若是要最有效率與最大公約數的同時擁有，掌握大腦即是必備，而本書《原來大腦可以這樣練：提升學習抗壓力，成功者的大腦運動訓練課程》即是為此孕育而生。

本書作者洪聰敏，現為國立臺灣師範大學研究講座教授，亦是美國人體運動學院國際院士，依據過去多年在國、內外顛峰學術表現與實務投入的基礎，並建立在競技運動心理學、健身運動心理學、表現心理學，以及認知神經科學的視角，為增進成功者的大腦提供了具體可行、循序漸進，又建立在科學實證的指引步驟。

　　必須注意的是，大腦雖可被塑造，然水能載舟亦能覆舟，只有運用正確的法則，方能得以正向地形塑。不需擔心與躊躇，因為本書正是最佳化與高效性地正向形塑成功者大腦的頂尖指引。

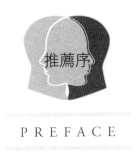

PREFACE

宛如打通任督二脈的認知心理技能訓練

陳美燕（國立臺灣師範大學教授）

　　在武俠小說中，若修練武功時能夠打通任督二脈，武功便可以往上攀升。菁英運動員在比賽情境中也會出現打通任督二脈的感覺，運動心理學家將這種情境稱為流暢（心流／高峰）狀態。

　　菁英運動員的流暢狀態是指在訓練或比賽時因注意力

完全集中，個人明確意識到內在能力的表現符合外在環境的需求，而產生的一種和諧且愉悅的正向心理狀態。當運動員挑戰不太有把握，但不至於非常焦慮或勝負過於懸殊的比賽時，對運動員來說便是勉強可完成的挑戰。

國立臺灣師範大學洪聰敏講座教授出版之《原來大腦可以這樣練：提升學習抗壓力，成功者的大腦運動訓練課程》一本書，便可以提供菁英運動員認知心理技能訓練策略，例如：壓力因應、運動決策、正向思考、自我對話、專注和建立例行模式，以提升運動表現。洪講座教授自1999 年開始便擔任國家訓練中心的運動心理諮詢委員，應用這些對最佳心理狀態控制的知識與技術在相關運動上，近年來也提供職業與青少年高爾夫運動員神經回饋訓練，來逐步提升其對最佳心理狀態的控制。

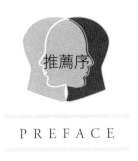

教育和實際應用功能兼具的一本書

盧俊宏（中國文化大學體育學系／運動教練研究所教授）

　　這本由國立臺灣師範大學講座教授洪聰敏博士著作的《原來大腦可以這樣練：提升學習抗壓力，成功者的大腦運動訓練課程》，是一本很有意思的科普書籍。

　　洪教授早期留學美國馬里蘭州大學，學術專長為運動生理心理學，他是國內著名的運動心理學教授，在專業領

域的研究大部分都集中在腦波研究，包括：優秀運動員巔峰表現時的腦波狀態，利用生物回饋法幫助運動員進入最佳心理狀態，以及如何透過訓練提高運動員的專注和巔峰表現。

他在運動心理學專業的領域的投入和熱情，從他1997 年博士畢業至今，已經發表了將近 200 篇以上的國際學術期刊！近年來，洪教授致力於科普教育的推廣，特別是人類如何利用大腦訓練改善大腦功能，非常熱衷！

這本書的內容除了介紹大腦的執行功能，也介紹如何提升大腦執行功能的原理和原則，以及改善大腦執行功能的方法，並詳述運動如何改善人類的大腦執行功能，以及為什麼大腦可以改善人類大腦執行功能的機轉。內容豐富多元，舉例活潑生動，富有教育和實際應用的意義，值此出版之際，略述其精華所在，並推薦所有運動專業、學校體育老師，以及所有教育學者和家長參考本書。相信對我們的下一代有所幫助！

原來大腦可以這樣練：
提升學習抗壓力，成功者的大腦運動訓練課程

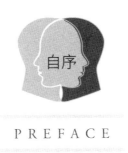

PREFACE

　自從投入學術研究以來，運動認知神經科學一直是我
專精的領域，融合運動心理學的背景，讓我領悟到許多通
往成功的心法，並衍生設計出有效實用的課程。

　2020 年因於臺師大樂活 EMBA 授課而與心怡結緣，
在短短四個月的課程中，透過具體有效的行為改變方法，
讓同學看見了脫胎換骨的自己，見證了應用科學的效益。
心怡因此提議，希望透過書籍的傳播力量，將這樣實用的
知識價值，集結成冊，讓更多人受益。回想過去在演講的
場合中，也有許多聽眾回饋，希望能有相關的書籍參考。
但，實因公務繁忙，我始終遲遲未能著手進行。直到這

次，在心怡的引薦之下，認識了時報出版社的趙董事長，很高興趙董事長也認同書籍的概念，於是乎有了這本書的誕生。

全書的寫作主軸，以「執行功能」為核心，闡述前額葉：「大腦執行長」的重要性。或許，現在的您，對於這些名詞感到十分陌生。但，經過本書的說明之後，您將會發現，在我們生活中，時時刻刻都受到「執行功能」運作的影響，不管您的年齡大小、也不論您的工作位階，我們是否能達成預設的目標，其實都受到「大腦執行長」功能好壞所影響（書中列舉了許多生活的實例）。

在此，以我所做的一位職業高爾夫球選手輔導為例：該選手在國外看到比他年輕的選手表現優異，便開始自我貶抑，覺得自己打這麼久了，成績卻出不來，因此認為自己是魯蛇。但是在經過充分的對談之後，教導該選手學習將此負向能量轉化成向上的動力，充分展現出「認知彈性」能力的重要。另外，當心中出現負面念頭時，就要開

始學習轉念，這些技巧都需要有良好的「抑制功能」與「工作記憶」輔助才能完成。在經過一段時間的執行、回饋與修正的反覆循環之後，這位選手不但變得更有動力、更加自信，對自己的情緒與行為也更有控制感，順利完成在國外更上一層樓的高球生涯目標。從上述的例子，加上個人協助我國亞、奧運選手追求卓越表現，超過二十年的經驗累積，以及學術上指導許多學生從原本一般表現，到後來能在臺灣、美國、英國……等國際知名大學裡占有一席之地。經過抽絲剝繭之後，會發現一個人成功與否的最根本原因，都起源於「執行功能」運作效能優劣所致。因此，希望藉由本書的推廣，不僅能讓大家更認識自己的「大腦執行長」，書中也提供具體有效的方法，希望讀者都能因為本書而受益，真正擁有健康、成功、快樂的幸福人生。

　　本書之能付梓，除了心怡和趙董的協助與支持之外，還要感謝許多人。首先，感謝國立臺灣師範大學運動與休閒學院、體育與運動科學系，提供給我良好的學術環境，

讓我可以無後顧之憂地揮灑。感謝我的大弟子：臺師大研究講座教授張育愷，將運動與認知功能這個研究議題從美國引進，讓我的實驗室開拓了一個新的研究方向。感謝臺北市立大學黃崇儒教授，持續不斷地協助帶領臺師大運動心生理學實驗室的伙伴努力成長。再來是我的研究生廷宇、芝雁、志謙、瓊苓、庭佑、琦方、知辰協助資料整理，特別要感謝助理瑋甄協助許多內容的科普化改寫與工作進度管控，沒有她日夜無休地趕工，可能無法如期出版。當然，我的家人無條件的支持是很重要的力量。最後，也要感謝這麼多長官與朋友願意為本書寫序。值此付梓之際，謹向所有協助、支援本書編寫的夥伴致以衷心的謝忱！

原來大腦可以這樣練：
提升學習抗壓力，成功者的大腦運動訓練課程

前言

FOREWORD

　　坊間已經有許多以探討運動與大腦發展為題的相關書籍，大眾也越來越清楚，透過運動對大腦的重要性。但，並非只要運動，都可以達到增進腦功能發展的效果。要做什麼運動？怎麼運動？除了運動之外，還可以搭配哪些課程來提升效果？怎麼創造有利的外在環境？如何將在運動課程中所學到的技能遷移？成為真正有能力面對生活中各項挑戰的個體？

　　本書將以「大腦執行長」的全新觀念，介紹一套經由臺師大運動與腦科學團隊多年研究開發，結合運動處方、認知挑戰與心理技能的運動系統，以趣味有效的教學，結

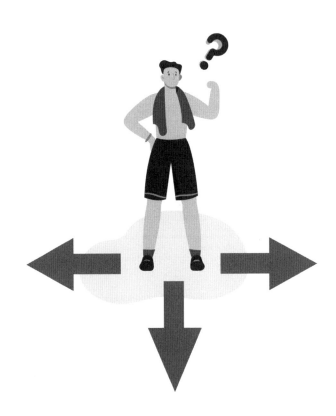

 原來大腦可以這樣練：
提升學習抗壓力，成功者的大腦運動訓練課程

合社會支持的核心架構，建置如同英特爾中央處理器的價值核心，可建置運用在各種運動項目之上，提供家長、教師以及教練更明確有效的運用方法，讓從事運動的價值不再只是體能與技術的提升，更能達到建構與強化成功者大腦神經迴路的效益。

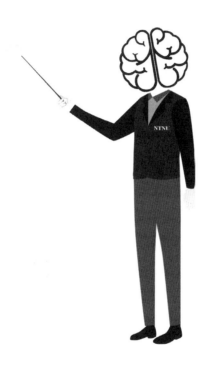

第一章

執行功能

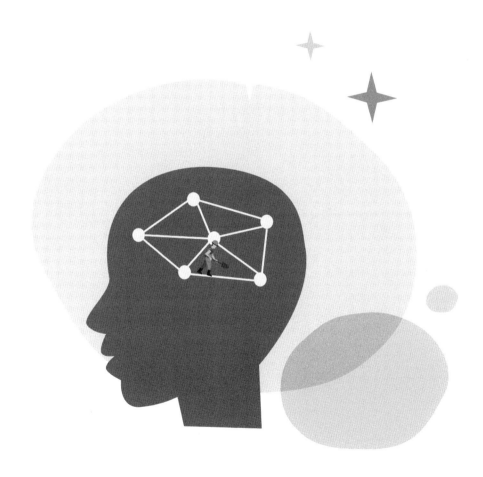

一 認識大腦 CEO

　　我們都知道企業執行長的決策能力，影響著公司未來的發展方向，睿智前瞻的決策能為事業開展版圖，帶來最大的利益。反之，錯估情勢的判斷，則可能帶來毀滅性的災難。手機業界最盛傳的例子，就是 NOKIA 與 iPhone 的故事，在 20 世紀末，NOKIA 堪稱是世界上無人不知、無人不曉的手機大廠，從 1997 年登上全球手機龍頭寶座之

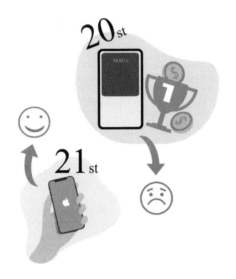

原來大腦可以這樣練：
提升學習抗壓力，成功者的大腦運動訓練課程

後，蟬聯了 14 年銷售冠軍，擁有全球極高的市占率。而這樣卓越傲人的成績，卻因為上位者未能洞悉市場變化，做出錯誤的決策判斷，最後不得不將手機產業龍頭的地位拱手讓人。反之，如今稱霸一方的蘋果公司，曾經從瀕臨破產到輝煌崛起，則可歸功於公司執行長睿智明確的決策方向。

在我們的大腦裡，也有著一個負責決策的 CEO：由前額葉皮層所控制的「**執行功能**」（EF，executive function），它不僅決定著我們行為模式的基礎，更包含了高層次的認知（如：推理、計劃……）等能力，協助/主導著我們日常的一切運作，小至停等紅綠燈、大到規劃家族的年度旅行。生活中所經歷的大、小事件，都是由大腦經過複雜處理後而決定的結果，（如同此刻正在閱讀的你，從決定拿起書本的前一刻，大腦早已啟動數以萬計的神經連結運作）。而能讓複雜精細的神經網絡運作順暢、各司其職的核心關鍵，**就是我們的「前額葉」──負責發號施令的總指揮官**。每個指令都會引發相關的神經訊號連

結，產生一連串的後續處理反應，進而帶來不同的行為結果，因此決策判斷的速度與正確與否，將會帶來至關重要的影響，有時甚至會有「蝴蝶效應」般的巨大連鎖效應。

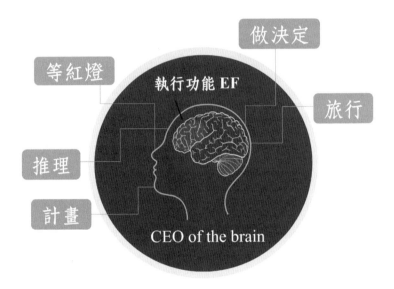

原來大腦可以這樣練：
提升學習抗壓力，成功者的大腦運動訓練課程

【認識執行功能】

「執行功能」是一個極度複雜的認知過程，是我們適應群體社會重要的能力，對於人一生的發展意義重大，頂著「**大腦執行長**」的稱號，絕非虛名，亦可看出其涉及層面的複雜性。執行功能：主要包含將訊息暫時保留與串接應用的「工作記憶」；「抑制」對刺激的慣性自動化反應，以及在相似情境，但完全不同的作業或問題之間進行「注意力的轉換」。這些「執行控制」或稱做「認知控制」的能力，讓我們可以不被根深蒂固的慣性行為綁架（越是靠慣性反應，就越不需要動腦，會加劇大腦退化的速度），而能依據當下狀況，以更合適的方式應變。也能以更具策略的方式聚焦我們的注意力，在面對會讓我們分心干擾的複雜與壓力時，還能理性地組織思考，幫助我們更有效率地解決問題。

好的「執行功能」會讓我們在學業跟職場上有良好的表現、積極正向、滿意自己的決定，充滿信心地完成目

標。也會幫助我們避免做出惹上麻煩、偏離正軌的錯誤決策。根據觀察一千名幼童 0～32 歲的長期發展研究中，發現隨著自我控制的梯度變化，兒童時期的自我控制能力，可以預測未來身體健康、物質依賴、個人理財和犯罪行為的後果 Moffitt et al.（2011）。此外，研究中也發現，即便擁有相同基因與家庭背景的雙胞胎，幼兒時期自我抑制控制能力越高者，往後人生的成就越高；反之亦然。更證實了若在兒童時期就能展現較好的抑制控制能力，成年之後，則有較高的比例擁有優渥的生活品質及令人崇敬的社經地位。此外，自我控制能力好的人，也比較容易維持身體與精神的健康狀況，較不會出現肥胖、濫用毒品等問題。

因此，「執行功能」可說是與我們身、心健康密切相關，幫助我們建立與維持人際關係的重要因子，更是每個人**健康、成功、快樂**的重要關鍵！

此時，您不妨仔細想想，在日常生活中，做出睿智的

原來大腦可以這樣練：
提升學習抗壓力，成功者的大腦運動訓練課程

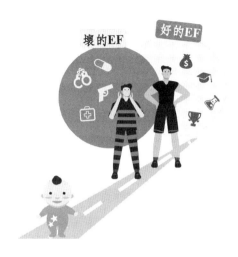

判斷比較多？

　　還是懊悔衝動的選擇比較多？

　　是否曾經突然覺得腦袋打結、無法思考？

　　明明已經背得滾瓜爛熟的講稿，卻在上臺之後，腦筋突然一片空白？

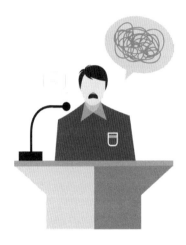

　「大腦執行長」究竟要在什麼樣的情境之下，才能幫助我們做出最正確的決策呢？

　根據研究顯示，「壓力」就是降低「執行功能」運作效能的重要因素之一，當我們處於高壓的狀態下，「執行功能」往往就無法順利地運作。

　在今日忙碌的生活節奏中，緊張、壓力已是我們無可避免的日常，我們都希望能擁有像 007 主角詹姆斯龐德的

原來大腦可以這樣練：
提升學習抗壓力，成功者的大腦運動訓練課程

沉著冷靜，每每在最危機的時刻，還能做出最精準的判斷，在炸彈爆炸的倒數前兩秒，還能臨危不亂地拆除引線，化險為夷。那樣處變不驚的表現，其實就是「執行功能」發揮高度效能的運作表現。唯有通盤考量，全面發揮組織思考、意識控制、分析推理……等能力，才能幫助我們即使身處在壓力困境之中，仍然可以順利地解決問題、完成目標。同時讓我們更有效率地做出正確決策、避免過多的猶豫不決，不把心思花在無謂的議題上反覆，更能聚焦掌握自己的定位，堅定地朝成功的人生方向邁進。

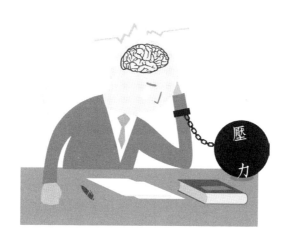

「執行功能」的相關科學研究，近年已受到高度的重視，其重要性可見一斑。

前額葉正是調節「執行功能」的重要關鍵！

二 執行功能的神經科學

接下來，將繼續透過神經科學的角度來說明「執行功能」的重要性。

當神經元一起被激發活化，就會產生相互的連結。（*Cells that fire together, wire together*）。意思是說：大部分神經迴路的連結強度，是隨時間與經驗形塑而成的。猶如山林小徑一般，當人們依循某條路線反覆行走之後，無形中就開拓出一條通道，這個路線被行走的次數越多，印記越深，日子久了，自然而然就成為大家最直觀選擇的道

  原來大腦可以這樣練：
提升學習抗壓力，成功者的大腦運動訓練課程

路。這個模式，與我們大腦中的神經連結相仿，在日常生活中，我們與環境互動的內容、頻率、數量，都影響著大腦的神經連結狀態。

看到這裡，請您試著放空三秒之後，回答：7×8＝？6×6＝？5×3＝？有沒有發現自己幾乎是靠著直覺，說出 7×8＝56、6×6＝36、5×3＝15。但，如果拿相同的問題去問正在背誦九九乘法的小一新生，他最有可能的回答方式，應該是從 7×1＝7、7×2＝14、7×3＝21⋯⋯開始背，直到說出正確答案。曾幾何時，我們也是從 2×1

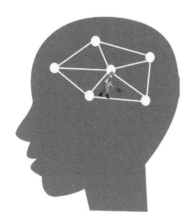

＝2 開始，拿著墊板背後的九九乘法表，來回反覆背誦。為什麼多年後的我們，可以做到幾乎不需思考、對答如流呢？

關鍵就在於：我們的大腦是否已經建立了**穩固的神經迴路**？

人類的大腦中蘊含近千億個神經細胞，又稱**神經元**（neuron）。當神經元接收到環境變化的訊息後，會將訊息相互傳遞、連結作業之後，對所受到的刺激訊息做出反應。這樣一連串的連結過程，會慢慢形成特定的神經迴路，並且會隨著經驗的多寡、涉獵時間的長短而產生改變。例如：若為了強化特定的神經迴路，而反覆刻意練習相關的作業，就有可能加強該神經元之間的連接效率，進而提升特定行為的表現。

與「執行功能」有關的腦區，主要位置就在**前額葉皮質**。人類的前額葉有著「大腦執行長」的稱號，主要強調

原來大腦可以這樣練：
提升學習抗壓力，成功者的大腦運動訓練課程

的是**執行功能**（EF, executive function）。這個聽起來有點陌生的名詞，其實正時時刻刻影響著我們。從每天起床開始，小到決定吃什麼早餐？穿什麼衣服？大到規劃出國旅遊、對客戶進行企畫簡報…等，每個選擇與決定，都受到執行功能的影響。

除了前額葉之外，共同活化的大腦神經元區域又可細分為「**腹側迴路**」（ventral circuit）與「**背側迴路**」（dorsal circuit）兩大神經迴路，主要和訊息的評估、選擇、計畫與目標的執行，息息相關。

除了不同腦區之間，會有相互合作的神經迴路產生之外，在單一腦區中，也會形成內部的連結網絡。透過彼此之間的迴路連結，可以幫助我們解決所面臨的複雜問題，並且進行更高階的論證推理歷程。

在此值得特別一提的是，以「*前額葉皮質區*」與「*杏仁核*」為主的**邊緣系統**（Limbic system）。藉由邊緣系統

快速自動地將訊號送至前額葉皮質區的機制，可以引導我們將注意力與思考聚焦在對我們較有意義的情境與事物上，這就是為什麼我們能快速閃躲過路旁衝出的車子，能緊急踩住煞車以防撞到從巷子竄出的貓咪。在邊緣系統的協助之下，我們能過濾掉環境中相對比較不重要的刺激，讓我們可以更有效率地完成手上的重要事項。換句話說，這個邊緣至前額葉皮質的網絡系統，是一切**目標導向**行為的基礎，舉凡想要三振打者的投手、跟著地圖搜尋美食的饕客、一直到在僅剩 10 秒的綠燈中衝過馬路的你，不論這些目標行為是稀有少見，抑或只是平凡無奇的日常，都深深受這個精密的網絡運作所影響。

　　邊緣系統與前額葉的交互連結是以回饋式的機制運作，當前額葉受到來自邊緣組織的輸入（接收訊息）時，前額葉皮質會傳遞回饋訊息給邊緣組織以調節其輸入。上述的邊緣系統是以多巴胺（dopamine）、正腎上腺素（Norepinephrine，簡稱 NE 或 NA）、皮質醇（cortisol）……等神經傳遞物，來傳送調節執行功能運作的神經訊

息。當這些神經傳遞物適度地增加時，會帶動前額葉皮質區「剛剛好」的神經活動強度，讓執行功能以最有效率的方式運作，幫助我們解決當下所面臨的問題。但是，如果神經傳遞物分泌過多時，則會讓我們呈現高壓或刺激過度的狀態；反之，當神經傳遞物分泌過少時，則會使人感到無趣乏味、昏昏欲睡。

就像在漢堡速食店裡，前臺接受客戶點單（外界輸入訊息）後臺接單開始製作（根據不同品項需求，準備不同的材料）。當前臺接單順暢，後臺備料齊全時，客人無需耗費太多的時間等待，就能拿到對的商品（輸出適當回饋）。但是，當短時間湧入大量訂單（過多的訊息同時湧入時），前臺會出現壅塞人潮，後臺也可能因為人手不足或是材料短缺，而導致需要加倍的時間才能完成訂單，甚至可能因為慌亂而做出配料短缺或錯誤的成品（無法及時給予正確回饋）。

為了證實上述的理論，神經科學家進行了一項有趣的

實驗設計：

　　當老鼠在聽到特定的聲音之後，若能立即按壓把手，就能得到食物獎賞。在幾次練習之後，調整了特定聲音出現的頻率，使其間隔不一，時長時短。此時，若老鼠能在長時間的等待之後，還能做出正確的反應，獎賞的食物就會隨之增加。也就是說，老鼠想要得到越多的食物獎賞，就必須得學習快速的反應，並且懂得抑制控制動作反應（在特定聲音出現前，不能做出反應）。實驗發現，在學習的過程中，若老鼠在聲音還沒出現之前，就反應（按壓把手）時，前額葉的兩個子腦區，會同時產生相反的結果，抑制衝動的「前邊緣皮質區」活化減少（無法抑制動作），而促進衝動的下邊緣皮質區卻增強活化（產生衝動行為）。但是，當老鼠經過一段時間的練習之後，聽到聲音產生動作反應時，只有負責決策的「眶額皮質」（orbitofrontal cortex，OFC）會產生較大的活化（Hardung et al., 2017），代表衝動反應的行為減少，**決策的認知過程效能提升**。

原來大腦可以這樣練：
提升學習抗壓力，成功者的大腦運動訓練課程

「前額葉皮質區」活動的熱絡程度，關乎著我們思考、決策的能力。當大腦神經網絡連結不當，腦區沒有適當的活絡，我們就無法做出精準的計畫、嚴謹的判斷。

從上述的實驗結果，我們可以合理地推測，強化支撐執行功能的神經迴路，將有利於提升執行功能的運作。透過具有挑戰性的作業練習，不但可以強化該迴路的神經連結，在反覆學習之後，更可以增加前額葉對其他腦區的控制能力。當接收外界訊息刺激時，能以最適當的強度，增/減神經傳遞調節物，活絡執行功能運作的神經活動。這

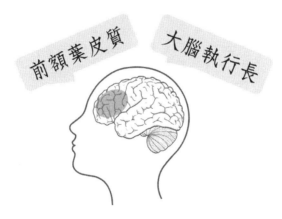

種由上而下（Top-Down Processing）的過程，不是憑藉感官刺激就給出直覺式的回應，而是透過更多的認知歷程來解讀所接收到的訊息，讓我們能在面對不同情境時，展現出穩定的控制能力，即便是身處逆境一樣能沉著、冷靜，展現與眾不同的智慧！

三 執行功能三大核心

1. 工作記憶（working memory）：
讓你能面面俱到、能抽絲剝繭！

回想一下，電影中描繪華爾街證券交易所裡的熱絡場景，上百臺電腦螢幕裡閃動著數字，業務員們緊挨著彼此，忙碌地一邊以手機回報訊息，一邊敲打著鍵盤，並且不時地對大螢幕上變動的數字大喊！此起彼落的電話鈴響、不斷跳動的數字、人聲鼎沸⋯⋯

為了確保正確、精準地完成每筆交易。

他們，正在運用大量的工作記憶！

是將感官所接收到的資訊，移至短期及長期記憶的導體，有別於短暫記住訊息的短期記憶；也不是累積多年的

長期記憶資料庫。它，協助我們正確提取在腦中已儲存的訊息，與當前所接收到的刺激相互作用，以產出最有效率的問題解決方案。以醫師為例，具有高效能的工作記憶，能讓醫者在最短的時間內，提取腦中已具備的醫學知識，連結病患當下所呈現的症狀、綜合評估考量患者的身心狀況、檢索各類藥物的屬性……等多方考量之後，在最短的時間內，做出最正確的診療判斷；以名廚為例，好的工作記憶，能快速翻找出已儲存在長期記憶中的先備知識：各類食材的特性、烹煮方法、調味比例……等，結合當下顧

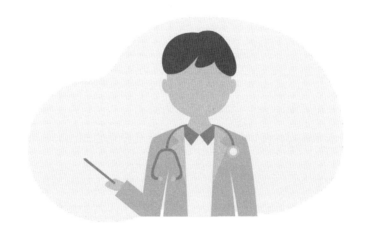

客需求，烹調出令人食指大動的佳餚。其他，如：律師在法庭上的應對答辯、航管員監控飛機起降的精準判斷……等，都需要有強大的工作記憶做為後盾！

擁有好的工作記憶能力，就如同大腦裡住著一個精明的「資訊管理人員」。幫助我們將不斷湧入的訊息編碼、排序、整合，精確地刪減不必要的雜訊，並將需要的資料有條不紊地分類歸檔。讓我們能將資訊更快速地組織、連結、分析、運用。奠定邏輯推理、問題解決、判斷分析……等能力的重要基礎。當我們的思路清晰，就能更有效地去解讀外界的訊息，判別各類線索。

名偵探福爾摩斯，就絕對是一個工作記憶能力強大的人，不論面臨多複雜難解的情境，他總是能將紊亂的訊息，清楚地組織、判斷，在旁人還一頭霧水，陷入膠著的時候，他已經找出問題的癥結、破案的關鍵了。又如：一個成功的業務高手，在重要的社交場合中，可以馬上將所認識對象的興趣喜好、政治立場、宗教信仰……等大量資

訊，有效地整理分類，快速地組織出合宜的交談內容，以對方有興趣的話題投其所好，避免觸及敏感或令人不悅的主題，如此圓融的社交能力，必定很快就能脫穎而出，讓人印象深刻！

相反的，工作記憶較差的人，對於同時接收/處理多個訊息的能力較弱，因此常常會表現出丟三落四，讓人感覺心不在焉的樣子。像是無法遵循老師指示，依步驟完成任務的孩子；與人交談時，被突來的電話打斷後，就想不起剛剛聊的話題？到了超市，看到貨架上琳瑯滿目的商品，就完全忘記自己原本要買的東西？從臥室走到客廳，被正在播放的電視節目吸引之後，忘記原本只是要出來倒杯水？在我們的日常生活中，受工作記憶影響的例子比比皆是。

根據兒童福利聯盟，2017 年以問卷方式調查國小高年級及國中學童的學習狀況，發現超過 50%的學生對於學習感到疲乏；有一成左右（13.4%）的學童，因為課業壓

力而焦慮失眠；9.5%出現頭痛或胃痛的症狀；另外有6.2%的比例，表示曾經吃不下飯或暴飲暴食。在學習的過程中，「工作記憶」的能力，扮演著舉足輕重的角色，好的工作記憶能幫助學童釐清思路、擬訂計畫，輕鬆面對課業。但，如果「工作記憶」的能力不足以應付過多的資料，腦中訊息交疊又無法及時正確處理的結果，只會像是一團紊亂無意義的雜訊，讓我們產生腦袋打結的無力感，嚴重影響學習。

對學生而言，最想追求的，無非就是課業成績的表現，每個人都希望自己有一套高效能的學習方法，讓壓力消除、讓成績進步！科學早已證實，在課業學習的過程中，「工作記憶」扮演著重要的角色（Alloway, 2006）。它也同時能預測高層次的認知行為表現（Engle & Kane, 2004）。「工作記憶」表現較佳的學童，因為大腦可以暫存較多的資訊，除了有助於課業的學習之外，還能強化長期記憶（Bull & Scerif, 2001）。但是，當學童的「工作記憶」能力較差時，則通常會伴隨閱讀及數學方面的學習困

難（Gathercole, Alloway, Willis, & Adams, 2006）。這些科學研究的結果都告訴我們，唯有增加「工作記憶」的運作效能，才能幫助學習中的孩子，有更好的大腦能力去吸收、理解新知，更有效率地完成目標，對學習產生動機，對自己產生信心，堆疊能力與成就，進入良性循環！

2. 抑制控制（inhibitory control）：
讓你能在天人交戰中勝出，戰勝人性弱點，跳出舒適圈！

2020 年 2 月理財網站 WalletHub 調查指出，有 37% 的人曾因高額購物把信用卡刷爆，當中更有高達 14% 的人，不只把卡刷爆一次。美國全國零售聯盟（National Retail Federation）統計，在耶誕購物季時，每人平均在禮物上的花費已經超過一千美元，當中竟然有高達 60% 的消費族群，本身的存款餘額不到一千元。

人們為什麼會只求滿足當下慾望，沒有顧慮後果地衝

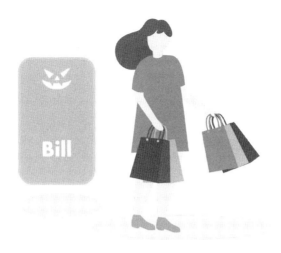

動消費呢？

　　試問自己，能否抵擋誘惑？能否等待延遲的酬賞？

【抑制控制】

　　是一種能抗拒誘惑，專注聚焦在當下任務的能力；優先進行**該做**的事，而不是只做想做的事；面對挑戰時，能

給予思考後的答案，而不是只有衝動性的回應（Bieman et al., 2008）。「抑制控制」的能力，可以幫助我們避免魯莽的衝動行為、避開舒適的慣性，讓我們有能力推翻內在安逸的驅力以及外界的誘惑，幫助我們將注意力聚焦在自己的行為、想法和情緒之上，經過深思熟慮之後，能做出更理性的選擇，表現出更適宜的舉止行為。

關於「抑制控制」能力最著名的實驗，是史丹福大學沃爾特・米歇爾博士 1966 年到 1970 年代早期，在幼兒園進行一系列有關自制力的心理學經典實驗。（Stanford Marshmallow Experiment）。實驗的目的在於想要研究四歲幼兒的自制能力和延宕滿足能力的差異，對於他們未來成長的影響。

在這個赫赫有名的棉花糖實驗中，研究人員將隨機選出來的 600 多名四歲幼兒，分別帶進教室，並在桌上放著一顆棉花糖。研究人員告訴孩子，自己有事情要離開一會兒，當他回來的時候，如果幼兒沒有吃掉眼前的棉花糖，

原來大腦可以這樣練： 提升學習抗壓力，成功者的大腦運動訓練課程

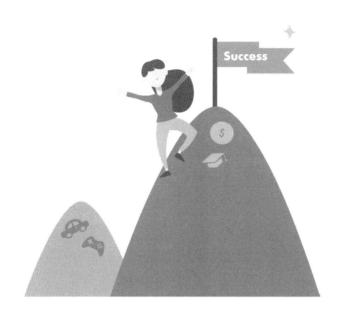

就可以再多得到一顆棉花糖作為獎勵；但如果在他離開的
這段時間裡，幼兒就把眼前的棉花糖吃掉了，那麼就不會
再得到其他的獎勵（總共只能吃一顆棉花糖）。實驗的結
果出爐，有 2/3 的幼兒在研究人員離開教室時，沒有辦法
抵抗誘惑，也顧不得如果可以等一下下再吃，就可以有更
多的獎勵，馬上就把眼前的棉花糖直接吞進肚子了。實驗

證明了四歲左右的孩子，多數還缺乏「抑制控制」的能力，會選擇即時滿足慾望。

　　這個實驗更重要的發現在於，研究團隊持續追蹤這群幼童，在 14 年後發現，從小就具備控制力的孩子，在長大後比較會以正面積極的態度去面對生活中的挑戰，也更懂得節制慾望，克制當下滿足的衝動，懂得為了更長遠的目標而堅持努力！這些特質，讓他們在大學入學考試（SAT）的平均分數，比一般考生領先了 210 分之多。

　　「抑制控制」的能力，除了幫助我們克制慾望、抵抗立即滿足的誘惑之外，也是幫助我們遠離舒適圈、抵抗慣性的重要能力。在舒適圈中，人們不需要投入太多的努力，就能過得輕鬆自在。但這樣的安逸，往往會讓我們變得馬虎大意，缺乏危機感。進入慣性模式之後，對於所面臨的訊息，就只是消極僵化地處理，容易忽視危險的警訊。猶如當年的鐵達尼號，頂著世界最大郵輪的頭銜風光出航，沉穩航行了幾天，無虞的風平浪靜讓船員們慢慢失

去警戒。後來的事故調查發現，在撞上冰山之前，船上的海冰偵測系統早已發出多次的警報提醒。但，已進入慣性模式，鬆懈的船員們，根本無視警訊，直到巨大的冰山近在眼前，釀成無可挽回的災難。

在談「抑制控制」能力的另一個重要功能之前，要先請讀者想想，有沒有在訂下計畫後，卻無法徹底執行的經驗？

下定決心要減肥，卻忍不住偷吃巧克力？
訂下要開始落實 333 運動計畫，卻維持不到一個月？
想要開始儲蓄的習慣，卻又不小心在購物網站手滑？
說好要每天睡滿八小時，卻還是忍不住追劇到半夜？

其實我們都「知道」什麼是正確的行為，什麼習慣才對健康有益。但，就是會「忍不住」。所以一再地重複，下定決心改變→半途而廢放棄→再次回到原點……周而復始。最終，舊的壞習慣還是沒有改變，反而讓自己陷在惡

性循環當中,越來越沒有信心,越來越缺乏動力。此時,我們最需要的就是「抑制控制」的能力。它,能幫助我們戰勝好逸惡勞的惰性,讓我們維持紀律,將心中「知道」的正確行為,落實於行動中,真正做到知行合一。讓我們能更聚焦在預定的目標之上,心無旁騖地專注投入,把每個計畫徹底完美地執行。

當多數人選擇沉溺在當下的安逸,你卻懂得為了更長遠的目標,克制慾望,努力堅持的時候。那麼得先恭喜你已經具備了成功者的大腦思維,正一步一步地邁向幸福人生的坦途!

3. 認知彈性（cognitive flexibility）： 讓你能夠應付環境變化、跳出框架、有創意!

【認知彈性】

又稱「狀態轉換」或「心理彈性」。是一種幫助我們

在不同規則之間**轉換**的適應能力。讓我們能夠因應需求變化而彈性調整，在面對不同的概念或規則時，不僅不會受限於過去的經驗框架，反而能以靈活創新的思維應變，面對變化莫測的外在情境，能夠立即轉換心態、調整計畫，思謀組織出最佳的因應策略。

以下的小故事，讀者可以試著想想，如果是發生在自己身上，會有甚麼樣的反應？

與友人結伴挑戰戈壁沙漠之旅的你，在途中不小心和大家走散了，在荒蕪炎熱的沙漠中獨自行走著，放眼無際的茫茫沙海，此時的你，已經口乾舌燥、精疲力盡。努力翻找著背包，卻發現剩下**最後的半瓶水**。

「太好了，還有半瓶水。」
「糟糕！只剩下半瓶水了。」

你的反應是前者？還是後者呢？

如果你想的是「太好了，**還有**半瓶水。」

那麼隨之而來的，你會感到平靜與希望，這樣的感覺可以幫助你，沉著地做出正確的選擇，慢慢找到方向，順利走出沙漠。

相反地，如果你想到的是「糟糕！**只剩**下半瓶水了。」

這個反應會讓你感到煩惱和焦躁，接著心跳加速、血壓上升……等，引發一連串生理的不良反應，強化了緊張焦慮的感覺，讓思緒更加膠著混亂，導致判斷失誤，最終可能真的就被困在沙漠中了。

上述的例子中，我們可以發現，當認知的概念不同，會立即反饋出不同的情緒，我們的思維方向也會跟著大幅

原來大腦可以這樣練：
提升學習抗壓力，成功者的大腦運動訓練課程

地變動。一個沒有認知彈性的人，通常會表現出比較呆板固化的思維，傾向守舊悲觀地解讀問題；而擁有高度認知彈性能力的人，時時刻刻都可以在腦中迸出火花，用充滿創意的角度看世界，讓每個難題迎刃而解。

　　每天我們都被大大小小的問題所包圍，簡單的生活瑣事、例行的工作事務、重要的會議決策……等等，生活就

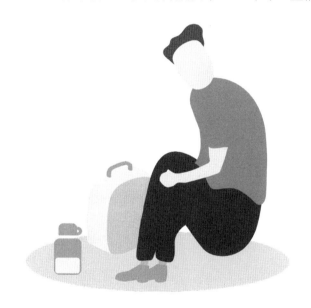

在各類問題的堆疊中前進，相同的問題，每個人都有自己不同的解讀，消極逃避？還是充滿希望動力？具有認知彈性的人們，在處理問題時，會採取比較積極正向的態度，會嘗試改變思維以不同的角度切入，轉化危機困境。常常會在眾人都束手無策時，突然靈光乍現，迸出一個讓大家瞠目結舌的好點子。反之，缺乏這項能力的人，就會顯得僵化、固執不知變通，尤其在面對突發狀況時，常常會顯得手足無措。在團體之中，通常也只能扮演追隨者的角色，無法獨當一面。

你想要成為哪一種人？
留在原地不停抱怨？或是轉個念頭繼續向前？
其實只在你的一念之間……
思維、態度、決定下一步。

在你的生活周遭，一定也圍繞著許多不同類型的人們，下次不妨可以仔細觀察一下，當挑戰來臨時，他們的態度是僵化固執不願改變？還是充滿活力準備迎戰呢？如

原來大腦可以這樣練：
提升學習抗壓力，成功者的大腦運動訓練課程

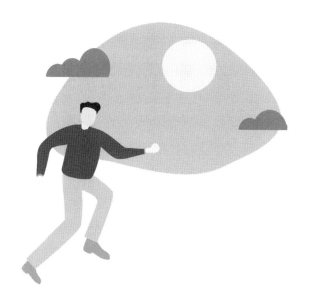

果可以，請多多和那些有創意的人們一起跳脫框架吧！讓自己也學著更有彈性！偶爾天馬行空一下，說不定下回當大家都卡關的時候，想出最佳對策的人，就是你喔！

　　上述這三個執行功能的核心要件：「工作記憶」、「抑制控制」與「認知彈性」。看似獨立卻又是彼此緊密相連的合作關係。Anderson（2008）認為「認知彈性」是執行

功能的主要核心，其中重要的內涵，就包含了「工作記憶」與「抑制控制」。想要擁有高認知彈性的能力，唯有大量的「工作記憶」支持，才能持續將所接收到的資訊，保留、加工、並隨即更新，讓所有的訊息有條不紊地被讀取應用。高效能的「工作記憶」運行，將有利於提昇識別不同情境之間的規則變化，進而產出對應的解決方法。

誠如首節所言，**執行功能**是我們大腦的執行長，指揮掌管整個大腦的運作。除了顧及任務目標的執行之外，更要有前瞻決策的判斷能力。因此，在穩固的基礎能力之上，還需架構能夠通盤考量情勢的綜合能力，如此才能將所擁有的資源信息做最完善的整體規劃，為達成終極目標擬定最完美的策略，並且徹底執行。這樣面面俱到、通權達變的綜合能力，是成就贏家人生不可或缺的要件，也是我們想要極力追求的目標，就讓本書慢慢帶領著大家朝著成功的方向邁進！

第二章

提升執行功能的重要原則

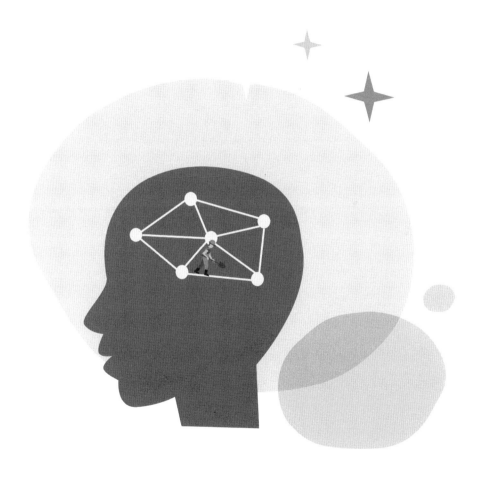

了解到「執行功能」對我們的人生有如此重要的影響之後，想要擁有健康、成功、快樂的你，一定非常想要知道要怎麼做才可以提升「執行功能」？方法會不會很難？需要昂貴的儀器或費用嗎？有沒有年齡限制？到底應該怎麼開始？

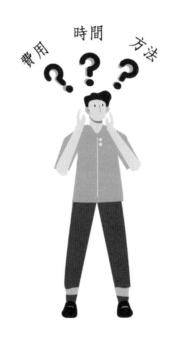

原來大腦可以這樣練：
提升學習抗壓力，成功者的大腦運動訓練課程

目前坊間已經有許多打著能夠透過電腦遊戲的訓練方式，來提升「執行功能」的運作效率，透過機械式反覆的練習，雖然可以得到看似進步的結果，但，卻不是我們希望可以真正運用在生活中的「執行功能」。透過上述課程所提升的「表現」，僅能在特定的課程情境裡被檢視，猶如填鴨教育後的高分，呈現出的多是教學系統的績效，而不是學習者真正能力提升的表現。

　　本書希望傳達的是，能夠讓讀者真正在日常中就能落實，並且可以將所學到的技能遷移到生活中的有效方法。進入正式的介紹之前，我們必須要先了解改善「執行功能」的五個重要原則，如此將有助於各位理解未來訓練課程規劃安排的核心觀念。

一 單純做「執行功能」的訓練，效果很難遷移到日常生活中

　　根據最新的系統性文獻回顧研究指出（Luis-Ruiz et al., 2020），電腦化的認知訓練（Computerised cognitive training, CCT）能有效提升「執行功能」，但卻只侷限在某些特定被訓練的「執行功能」作業上。一項探討「工作記憶」訓練對於孩童學業成就及行為管理影響的研究：將 148 位平均 12 歲的孩童隨機分派至「工作記憶訓練組」（adaptive training，訓練難度會隨著時間調整）、「控制組」及「安慰劑組」（non-adaptive，訓練難度都維持一樣），進行為期五週的「工作記憶」訓練（每週五次、每次 45 分鐘），研究發現透過反覆地操作練習，雖然孩童在「工作記憶」上的表現都有進步，但，在學業成績（數學、閱讀）及日常行為的管理方面，經過五週的電腦課程訓練之後，表現並無明顯差異（Hitchcock & Westwell, 2017）。顯示單純做「執行功能」訓練的效果，是單一且特定的，也就表示經由訓練後所提升的「工作記憶」能力，無法影

響「執行功能」的其他成分，更難遠端遷移，將所學技巧遷移運用在日常生活中。

其他研究也發現了相似的結果。讓成年人進行 20 次「工作記憶」的訓練（每次一小時），結果發現，經過 20 個小時的訓練之後，成效也只針對「工作記憶」的表現有所幫助，其它（如：抑制控制、語言理解……等）認知功能表現並未隨之提升（Sprenger et al., 2013）。相似的研究結果，在老年人身上也獲得了證實（Cuenen et al.,

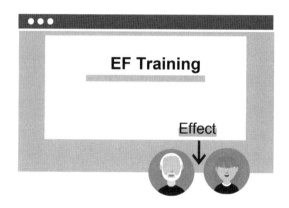

2016），顯示如果只是單純做「執行功能」的課程訓練，效果是單一且特定的，從孩童到老人皆是如此。

透過上述的科學研究，證明了「執行功能」是可以經由「訓練」而被改變的，這是我們十分樂見的結果，也是本書所強調最主要的核心觀念之一。正因為還可以被改變，所以重點就在於是否採取了正確的方法？如果用了以

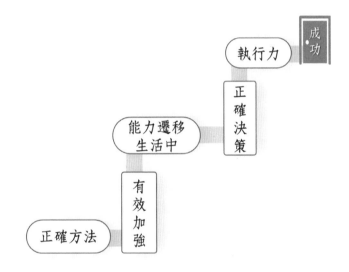

原來大腦可以這樣練：
提升學習抗壓力，成功者的大腦運動訓練課程

為有效的方法，投入了大量的時間與精神「訓練」之後，卻只能增加在電腦測驗中的成績假象，無法真正落實改善生活品質，這樣的結果絕對不是我們想要看到的。尤其是在了解「執行功能」的重要性之後，除了要採取正確的方法，不斷增強它之外，更應該要將這樣的能力帶出實驗室，廣泛地運用在日常生活中。因此，我們希望能夠提供有科學依據，正確的培訓觀念與方法，循序漸進地塑造、強化「執行功能」，透過強大 CEO 的運作，做出睿智明確的決策與貫徹堅持的執行力，幫助我們能更彈性靈活地面對每天的挑戰！帶領讀者邁向幸福與成功的人生坦途。

二 練習時間的長短、訓練活動的品質，決定「執行功能」改善的程度

雖然本書旨在說明與推廣藉助運動來提升「執行功能」。但，絕不是隨便去動動身體就可以提升「執行功

能」。而是要知道得做什麼樣的運動才比較有效？也就是說，運動是要有方法的，只要方法正確，就事半功倍，否則，不但事倍功半不見成效，甚至還可能造成運動傷害。

一般談到運動方法，最常見到的幾個參數，包括：

運動類型（例如：跑步、球類運動、武術、水上活動……等不同類型）

運動強度（例如：要達到多少心跳率？阻力訓練要用多少重量？）

持續時間（例如：要連續運動幾分鐘？）

頻率（例如：一週要做幾次運動？）

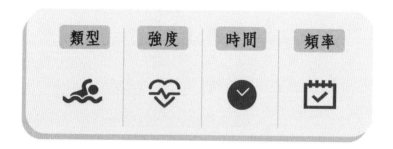

原來大腦可以這樣練：
提升學習抗壓力，成功者的大腦運動訓練課程

談起運動效果，最關鍵的要素就在於：該怎麼動？根據一篇統合分析的研究發現（Chen et al., 2020），運動介入的時間長短，會影響對於「執行功能」改善的效果，每周介入 3～4 次的健身運動就比僅介入 1～2 次的效果來的更好。

這裡要再特別舉個例子來說明**運動類型**這個參數的重要性。當我們開始想要運動的時候，通常會先思考：「要做什麼運動？」接著進一步考慮可以利用甚麼時間？甚麼場地來運動？以及其他的問題。最近一項有趣的研究發現，研究者讓一群大學生進行兩次強度相當（配戴心律錶，以確定從事運動時，達到相似的心律），但不同類型的運動，其中一項是跑步，另一項則是打羽球。每次運動時間為 30 分鐘，二項運動之間相隔七天。為避免因為運動順序而影響到研究結果，實驗設計讓每位學生從事跑步或打羽球的順序是平衡的，也就是說，如果第一位學生先跑步，第二位就先打羽球（先跑步後打羽球的人數=先打羽球後跑步的人數）。在二次的運動前、後，皆予以抽血

及施做認知彈性相關的測驗。分析後發現，經過運動之後，受試者的「認知彈性」表現皆優於運動之前，而打羽球（開放性運動）的效果比起跑步（閉鎖性運動）更為明顯。此研究結果，再次證明了運動對於提升「認知彈性」表現的幫助，並且顯示不同的運動項目，對於大腦認知功能發展的幫助，效果也截然不同（Hung et al., 2018）。可見選擇運動類型的重要性，只有做對運動，才能達到事半功倍的健腦效果喔！

三 停止練習，進步的效益就開始消退

　　一項針對「工作記憶」及非語文理解能力訓練的研究，針對年齡 6 至 9 歲智能障礙的孩童，進行為期五週的認知訓練。（每週五次、每次 20 分鐘），追蹤訓練結束及一年之後的表現，結果發現經過訓練後的孩童表現都比控制組來的好（Söderqvist, Bergman Nutley, Ottersen, Grill, &

Klingberg, 2012）。但，在一年後的持續追蹤表現上，兩組已無明顯差異。另有研究探討「工作記憶」訓練對於孩童表現的持續效果，經過六個月後的追蹤發現，比起當初剛結束訓練之後，提升「工作記憶」的效果已經明顯減少（Holmes et al., 2009）。相關的大型研究也證明，老年人在停止參與「執行功能」的訓練之後，雖然比起訓練之前有效果。但，也沒有當初從事訓練時的效果那麼大（Ball et al., 2002; Willis et al., 2006）。相似的結果也在 ADHD 的孩童身上得到印證（Klingberg et al., 2005）。這些研究證據

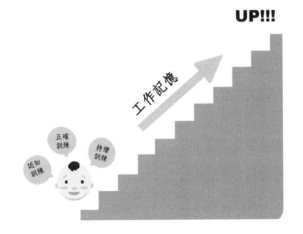

說明了，「執行功能」在不同的階段（年幼到年長）、典型與非典型發展的兒童身上，都能因訓練而提升，要點就在於是否用了正確的訓練方法？以及是否持續不間斷地訓練？讓訓練成果延續維持。

四 光用「執行功能」還不夠，必須要不斷地挑戰它

從黑白機到 switch、從單機手遊到多人連線的網路遊戲，能夠讓玩家反覆操作、樂在其中的重要誘因之一，在於破關的瞬間以及打敗魔王的快感。在追求達成目標的過程中，適當的難度與挑戰，會激發興趣、鬥志，讓我們更有動力，也會讓我們在一次又一次的嘗試之中更精進熟練，每次都離目標更近；反之，單調重複的遊戲，很快會令人感到乏味無趣，既無法從中獲得成就感，也不能在當中磨練、精進技巧。這樣的概念，也適用在「執行功能」

 原來大腦可以這樣練：
提升學習抗壓力，成功者的大腦運動訓練課程

的訓練上。研究發現在從事「執行功能」訓練時，若只是維持一定的難度，對於促進認知功能的效果較差（Klingberg et al., 2005）。因此，許多電腦化的認知訓練，會根據受訓練者的能力而漸進調整難度。（Jaeggi, Buschkuehl, Jonides, & Perrig, 2008），也就是說當進行「執行功能」的訓練時，必須適時地增加難度來挑戰、精進前額葉功能。一項探討「工作記憶」訓練對於孩童表現效果影響的實驗中，研究者將孩童分成「適性訓練組」（Adaptive training，22 位，平均年齡 10 歲 1 個月）及「非適性訓練組」（Non-adaptive training，20 位，平均 9 歲 9 個月）。兩個組別都進行為期四至六週的認知訓練，（每次 35 分鐘，共計 20 次）。唯一的差別是在「適性訓練組」的訓練難度，會隨著學習者的進步而調整，讓訓練過程一直保有挑戰性，提高學習效果。但在「非適性訓練組」中，所有的訓練難度都維持一樣。研究結果發現，「適性訓練組」在「工作記憶」表現所獲得的促進效果高於「非適性訓練組」，但是兩組在閱讀能力的表現上都沒有提升（Holmes et al., 2009）。「適性訓練組」因為會隨著學習者

的進展而提高難度，這樣的不斷挑戰學習者帶來較佳的學習效果。所以要讓「執行功能」的訓練更有效，需要讓學習者在任何階段都一直被挑戰。

　　該研究的另一個發現：「工作記憶」的特定課程訓練之後，雖然能增加該測驗項目的得分，但，這樣的「改善效果」卻無法遷移到閱讀能力，無法同步促進在一樣需要「工作記憶」的其他作業項目上，也呼應了前面第一條原則，就是單純做執行功能訓練，很難遷移至其他需要執行功能的場域中。

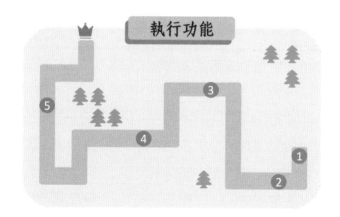

原來大腦可以這樣練：
提升學習抗壓力，成功者的大腦運動訓練課程

五 「執行功能」越差的人，改善的幅度越大

　　以訓練男性的短跑選手為例，原本 100 公尺完成時間是 16 秒的選手 A 跟跑速快到只需 11 秒的選手 B，經過一段時間的訓練之後，在正常的情況下，A 選手的進步空間與幅度，相對會比 B 選手來得大。我們的身體訓練與進步幅度如此，在大腦「執行功能」的訓練上也如出一轍。一篇 2019 的研究，招募了 132 位年齡介於 20～67 歲，有氧適能低於中位數的健康成人。給予 24 週的運動介入課程，「實驗組」：有氧運動；「控制組」：伸展類運動。

　　結果發現：

1. 比起單純的伸展運動，「有氧運動組」顯著地改善了「認知彈性」。（此點呼應了前項所敘：選擇運動類別的重要性）。

2. 60 歲以上參與者的「執行功能」改善幅度優於 40 歲的實驗參與者（Stern et al., 2019）。由於大腦的

「認知彈性」會隨著年齡的增長而衰退，因此較年長（60 歲以上）的參與者，在此實驗中獲得較大的改善幅度，完全可以支持「『**執行功能**』**越差，能被改善的幅度越大**」這個論點。

另一個更具證據力的研究，則是來自 2018 年，統合過去系統性文獻回顧及分析研究統整報告 The Physical Activity Guidelines Advisory Committee（PAGAC）指出，運動對於認知功能（多指「執行功能」）的效果對於**孩童**與**老年人**的證據力，給予「**中等**」的評比；但對於成年人（18～50 歲）的證據並**不充分**，推論可能就是因為成年人屬於「認知功能」發展的巔峰期，所以運動對於這個年齡層的效果就相對不明顯。顯示運動對於「執行功能」水準較差（發展或退化過程中）的個體，可能有較大幅度的改善。

其實不論任何學習，每個人的起點都不同，加上先天條件、後天環境的差異，所以沒有任何一套學說理論或教

原來大腦可以這樣練：
提升學習抗壓力，成功者的大腦運動訓練課程

學模式可以涵蓋所有的狀況。本書的核心概念亦是如此，一個適性的運動課程，必須要將不同族群（年齡、性別、有無運動習慣、身體健康狀況……等）需求列入考量，設計適當的訓練負荷量，讓參與者可以在課程中得到挑戰與成就感，如此才能有效地發揮訓練效益，讓每個參與其中的人都有所獲！

第三章

改善執行功能的方法

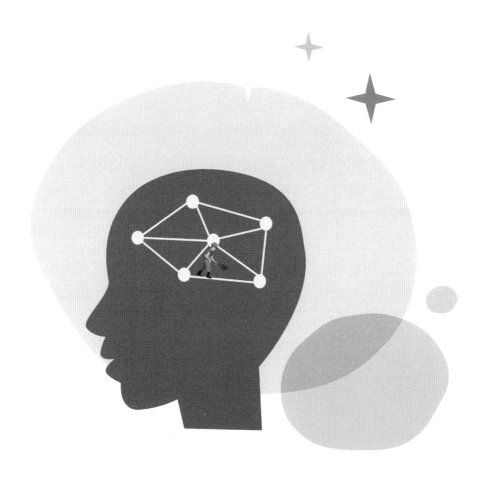

2019 年一篇發表於心理學公報（Psychological Bulletin）的統合分析研究指出，「執行功能」確實可以透過一些課程來強化，而且訓練時間越久，進步的幅度越大。針對典型與非典型發展的兒童，各有其適性的訓練方法。

　　目前已被證實具有改善「執行功能」效果的課程，包括：

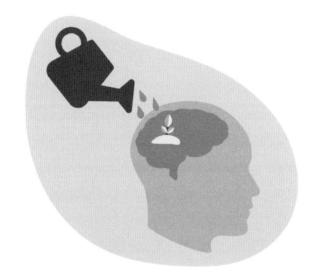

 原來大腦可以這樣練：
提升學習抗壓力，成功者的大腦運動訓練課程

1. 認知訓練
2. 正念訓練
3. 生物回饋訓練
4. 自我調節策略
5. 運動課程（將於第四章詳述）

一 認知訓練（cognitive training, CT）

直接透過特定的認知測驗，來訓練「執行功能」。包含「抑制功能訓練」、「工作記憶訓練」及「認知彈性訓練」。其中又可分為「電腦化」及「非電腦化」兩種形式。不過，由於「非電腦化訓練」的效果量，從統計結果顯示較「電腦化訓練」來得差，而且課程中較難即時調整作業難度，因此，近期的相關研究，已多採用「電腦化認知訓練」為主（Jak, Seelye, & Jurick, 2013）。透過訓練過程中，即時因應參與者的反應及答題準確度，進行課程難易的調整，以增加挑戰性，達到最佳化的訓練效果。

不過，值得注意的是，根據研究資料顯示「電腦化認知訓練」的效果只能侷限在某特定的「執行功能」作業上，較難將學習成效遷移到未受訓練的「執行功能」成分（Kassai, Futo, Demetrovics, & Takacs, 2019）或其他表現上（例如：學業成績、外顯行為表現）（Luis-Ruiz et al., 2020）。證明單純只靠反覆練習機械化的訓練，對增進「執行功能」的效果單一且特定，較難轉化成生活實用的能力，讓此訓練方法的效益大打折扣。

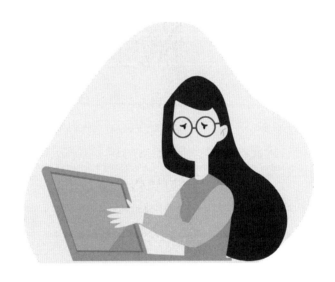

原來大腦可以這樣練：
提升學習抗壓力，成功者的大腦運動訓練課程

另外，值得大家思考的是，坊間宣稱高科技研發的認知訓練課程，往往所費不貲，加上需要長時間緊盯螢幕的訓練過程，對視力也會帶來極大的負擔，尤其正處於發展階段的學童，長期近距離用眼，將大幅增加近視或罹患其他眼疾的風險。此外，藉由與電腦互動的訓練過程，缺乏情感層面的刺激，也沒有同儕團體交流，人際關係經營的機會，少了這些人格養成的重要因子，也可能會衍伸出其他的發展問題，值得家長們審慎考量。

二　正念訓練（**Mindfulness**）

　　「正念訓練」指的是教導參與者以不做任何評價的中立態度，學習持續專注於當下的所有感受，透過反覆的練習，增加對自身的覺察能力。這樣的過程有助於幫助活化副交感神經系統功能。根據神經內臟整合模型（Neurovisceral Integration model），中樞系統（腦）與自律

神經系統（心臟）有著交互的影響，特別是掌管「執行功能」的前額葉腦區（Smith, Thayer, Khalsa, & Lane, 2017）。有研究也指出副交感神經系統功能與「執行功能」存在著正向的關係。（Jennings, Allen, Gianaros, Thayer, & Manuck, 2015）。美國研究團隊將 111 名年齡介於 9～11 歲的孩童，隨機分派至「正念訓練組」及「控制組」。前者在學校上課日每天需接受 25 分鐘的正念訓練。歷經四周之後，「正念訓練組」在「執行功能」的表現上顯著優於控制組（Parker, Kupersmidt, Mathis, Scull, & Sims, 2014）。說明正念訓練能幫助孩童「執行功能」的發展（Takacs & Kassai, 2019）。

不過，儘管科學證明了「正念訓練」對於提升「執行功能」有明顯的幫助，但，實務上的執行卻不是那麼容易。「正念訓練」的成效，需要仰賴一段較長時間的持續練習，尤其在剛開始接觸時，受訓練者通常比較無法明顯感受到具體的變化，而且因著每個人的主觀感受不同，所需要的訓練時間與成果效益也會有落差。再以活動量較高

的幼童族群來說，如此靜態且亟需高度專注控制的學習過程，除了實作上會出現困難之外，課程內容對他們而言，也顯得相對單調無趣，不易引起積極參與的意願動機。加上課程之後，要如何判斷幼童的學習效果，也是「正念訓練」方法的重大挑戰之一。

面對「正念訓練」在實務應用上的侷限，我們可以彈性地調整。像是將「正念訓練」與其他活動相互結合，就

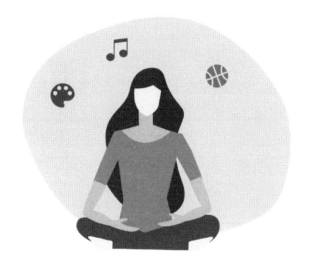

是一個很好的變通方法，例如：瑜珈課前的暖身活動、體育課後的收操緩和，甚至是音樂、繪畫……等藝能課，正式進行之前的預備程序。透過與其他課程的結合，不僅能夠免除「正念訓練」課程*乏味*、**無趣**的錯誤印象，透過漸進的方式融入課程，慢慢變成習慣，更有機會帶入生活，讓「正念」的應用更貼近我們的日常！

三 生物回饋訓練

「生物回饋」：指的是經由相關電子儀器設備將人體的生理現象以視覺或聽覺的方式來反饋給參與者，讓他們能具體地了解自己的身體狀態，接著更進一步，透過適當的方式學習控制自己的生理狀態，進而達到調整的目的。一般而言，訓練方式大致可分為「生理回饋」與「神經回饋」兩種。

原來大腦可以這樣練：
提升學習抗壓力，成功者的大腦運動訓練課程

《生理回饋》：針對人體的心跳、體溫、肌肉鬆緊程度……等生理指標進行觀察及調整。此類型的研究主要出現在 1980 年代。研究者將 32 名年齡介於 8～12 歲患有學習障礙的孩童，隨機分派至「放鬆訓練組」及「控制組」，進行注意力表現的測量，在此同時，透過肌電儀器偵測他們前額區肌肉（frontails）的緊繃程度。【放鬆訓練組】每週會進行一次放鬆訓練（25 分鐘），經過八週之後，訓練組不僅在注意力測驗的表現上優於控制組，在肌肉緊繃程度也顯著低於控制組 Omizo and Williams（1982）。

《神經回饋》：訓練方法主要聚焦在**腦電波訊號**。2006 年的一項科學研究，將 20 名年齡介於 8～12 歲，未服藥且經診斷為 ADHD 的孩童，隨機分派至【實驗組】及【控制組】。實驗之前，兩個組別在「抑制功能」的表現上，並無顯著差異。接著【實驗組】接受了為期 13 週的神經回饋訓練（每週 3 次）。活動結束之後，接受神經回饋訓練的孩子，不僅在「抑制功能」的表現上看到進

步，大腦中掌管衝動、情緒的腦區，也有明顯的活化反應。顯示神經回饋訓練不僅改善了外顯行為，也同時改變了大腦對刺激的反應。成功地促進「執行功能」的表現（Beauregard & Lévesque, 2006）。

雖然透過生物回饋訓練方法，可以提升「執行功能」的表現。但在實務應用上仍有限制。除了訓練需仰賴電子儀器設備，不易普及之外，還需要被訓練者能即時察覺自

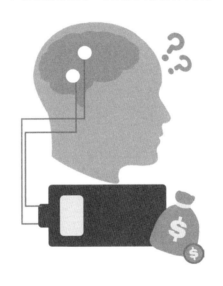

己狀態的變化，並能學習控制這些狀態。對於學童而言，可能都是挑戰！另外，要如何定義出屬於自己的「最佳表現」？如何客觀地擬定最優化的狀態指標？這些都是需要再更深入探討的議題。

四 自我調節策略

透過〈行為改變〉或〈認知治療〉的策略手段，間接改善「執行功能」。例如：培養問題解決的能力、決策前的計畫能力、自我引導學習、觀點替代及自我監控……等，透過這些技能的提升，同時增進「執行功能」。經過此類課程訓練之後的孩童，在「執行功能」的表現顯著優於控制組，代表自我調節的訓練方法對於改善「執行功能」確實有所助益（Nash et al., 2015）。

不過，由於此類課程主要是透過改變行動或想法，來改善某些問題行為（例如：固著、衝動或專注度不足）的

發生，進而提升「執行功能」。對於非典型發展的孩童有較大的正面效果。

　　針對典型發展的孩童而言，最好的訓練就是能夠在生活中時時快樂地體驗。這也是提升「執行功能」課程設計的重要概念之一：思考情境脈絡。善用受訓練者最能產生連結的生活化情境，讓他們可以最快地融入參與，在無形

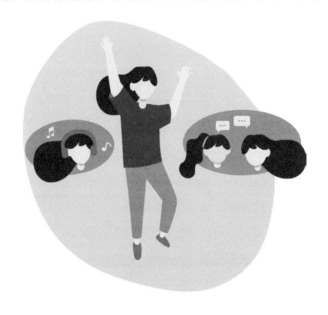

原來大腦可以這樣練：
提升學習抗壓力，成功者的大腦運動訓練課程

中受到潛移默化的改變，甚至享受當中的樂趣。例如：孩子們最喜歡的身體活動與遊戲，就是一個非常好的媒介與途徑！！

下一個章節，就讓我們一起帶著大家來了解，到底要怎麼利用身體活動來訓練我們的大腦吧！

第四章

運動改善執行功能

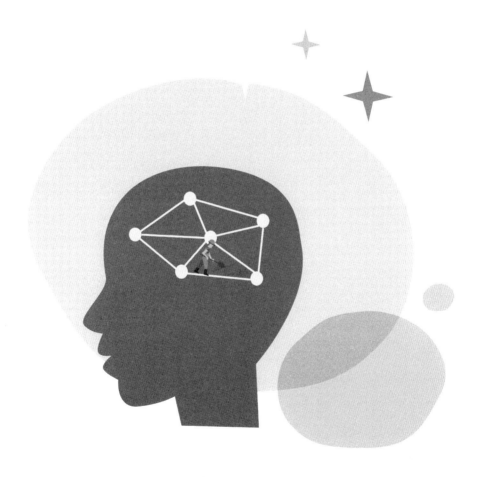

有關**運動改善認知功能**的研究，最早可以追溯到 1970 年代，由美國德州大學奧斯汀分校的 Spirduso 教授的團隊研究。

該研究比較有運動習慣與沒有運動習慣的老人與年輕人，在認知作業的反應時間差異。

研究結果，發現有運動習慣的年輕人反應速度最快；其次是有運動習慣的老人與沒有運動習慣的年輕人，兩者的反應時間相近；排序最後的，則是沒有運動習慣的老人。

原來大腦可以這樣練：
提升學習抗壓力，成功者的大腦運動訓練課程

上述結果，雖然無法認定有運動習慣的老人反應比較快，是因為過去的運動習慣所造成的。但，有機會**透過運動來減緩因老化而帶來反應變慢的狀況**，這個重要的發現，帶給研究者很大的激勵與鼓舞。同時也開啟了探討「以運動改善老化認知功能退化」的研究風氣。

隨著研究數量的大幅增加，關注的對象也從最初聚焦在認知功能開始走下坡的老人，慢慢拓展到其他不同的年齡族群，特別是認知功能尚未完全成熟的兒童與青少年，（也是最具發展潛能的族群）。甚至擴大到非典型發展的對象，包括：注意力缺陷過動症、發展協調障礙、自閉症⋯⋯等，希望能發展改善其症狀的身體活動項目。

在進行以人類為研究對象的同時，也有科學家慢慢透過動物實驗，施以一些無法在人類身上進行的測量與分析（例如：在運動之後進行腦部解剖，觀察運動對腦部微血管、神經元結構以及神經生化物質所產生的影響），藉以能更透徹地去探討運動對於大腦所產生的影響。

一篇發表在英國運動醫學期刊（***British Journal of Sport Medicine***）的系統性文獻回顧與統合分析研究。針對五十歲以上的族群，統整了 36 篇相關研究，發現經過實驗介入的運動訓練之後，**明顯地提升了參與者的認知功能**。其中又以**中、高強度運動**所呈現的效果更為顯著（Northey et al., 2018）。另一篇於 2019 年發表在 Sport Medicine 的系統性文獻回顧研究，發現在 15 篇研究中，有 14 篇文章證實了急性（一次性）運動後的 15 分鐘內，至少可以提升健康老人一種認知表現（McSween et al., 2019）。另一個令人振奮的科學發現：經由運動訓練所帶

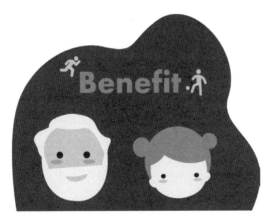

原來大腦可以這樣練：
提升學習抗壓力，成功者的大腦運動訓練課程

來身體功能改善的幅度與「認知功能」的進步幅度成正比（Falck et al., 2019）也就是說，經過運動訓練後的身體功能進步越多，相對在「認知功能」改善的幅度也就越大。這樣的研究結果，更進一步地說明了，身體活動能力與大腦「認知功能」之間有著緊密相連的關係。

累積了過去大量的人體與動物研究後，證明運動確實可以促進整個生命週期（從出生到死亡）的「認知功能」發展，包括：記憶能力、專注力、訊息處理速度……等，其中藉由運動而產生最大效益的認知能力，就是「**執行功能**」。一篇發表在運動醫學（Sports Medicine）的統合分析研究中發現，長期運動有助於提升整體「執行功能」（包含抑制功能、工作記憶及認知彈性）的表現（Chen et al., 2020）。該研究針對 55 歲以上老年人，探討長期運動對於不同「執行功能」成分的影響，發現了長期運動對於「執行功能」的效果，會受到下列因子影響：

1. **運動頻率**：長期持續每週 3～4 次的運動，對於整

體「執行功能」的效果優於每週 1～2 次。每周的運動頻率越高，對於提升整體「執行功能」的效果越好。

2. **體適能水準**：長期運動對於坐式生活者的效果優於體適能較佳者。改變「坐式生活」的最佳理由！趕快開始運動吧！

3. **認知狀態**：長期運動對於一般典型認知發展的個體效果優於輕微認知損傷的個體。即便對於輕微認知損傷的個體都有小量的效果，對於典型發展者，效果更佳。

接下來，我們一一來說明運動改善三個基本執行功能的相關證據。

一 運動改善抑制功能

一篇分析 702 位青春前期美國兒童，關於「體適能水

原來大腦可以這樣練：
提升學習抗壓力，成功者的大腦運動訓練課程

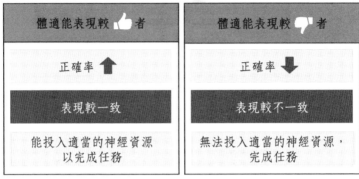

體適能表現較 👍 者	體適能表現較 👎 者
正確率 ⬆	正確率 ⬇
表現較一致	表現較不一致
能投入適當的神經資源以完成任務	無法投入適當的神經資源，完成任務

平與抑制控制功能」的研究發現。體適能表現較優者，對於抑制測驗的答題正確率也較高。

上述研究採用的測驗作業，主要挑戰的是「抑制干擾」的能力。透過對無關訊息干擾的抑制，讓注意力可以更精準地投入在想要解決的問題之中。這項能力越好，就代表越可以全神貫注、心無旁鶩，專注在當下的重要任

務。身處網路資訊爆炸時代的我們，生活周遭充斥著 3C 產品的誘惑干擾，這項能力正是你、我所亟需培養的。你是否曾「不小心」滑手機就滑掉了一個小時？是否曾「不小心」追劇追到半夜？還是「感覺」明明才剛連上線的遊戲，時間一下就過了？這些，很可能是多數人的日常，把注意力耗費在非必要的活動上，沒有發揮「抑制干擾」的功能，將時間與精力投入在「不重要也不緊急」的事情中。相反的，許多成功人士的重要特質，往往都是懂得規劃管理、權衡輕重，會將資源重心放在「重要但不緊急」的事物——專心致志地在計畫軌道上執行。

因此，**良好的抑制控制能力**，可以說是行為管理的基礎，也是幫助我們能夠按部就班，完成目標任務的核心要件。更是能幫助學童培養專注能力、提升學習品質、促進學習效率的重要關鍵，是十分值得家長與教育界投入、關注的議題。

「高體適能」不只能增進典型發展學童的學習效能，

原來大腦可以這樣練：
提升學習抗壓力，成功者的大腦運動訓練課程

對於注意力缺陷過動症孩子也很有幫助。一篇發表於歐洲運動心理學會官方期刊（Psychology of Sport and Exercise）的研究，招募了 80 位年齡介於 8～12 歲，患有注意力缺陷過動症的兒童，檢測他們「體適能」與「抑制干擾」的認知能力表現。比較體適能前 40％（高分組）與後 40％（低分組）後發現，在肌耐力、肌力與有氧能力得到高分的兒童，進行抑制干擾認知測驗時，不僅能快速作答（反應時間較快），大腦也會為了完成目標，而投入較多的神經資源。（Tsai et al., 2017）。在同一篇研究中，也提到身體質量指數（BMI）正常者，其大腦對作業刺激的評估與反應時間，也比身體質量指數（BMI）較高者來得快。可見體適能、BMI 等這些身體能力與組成成分和我們大腦

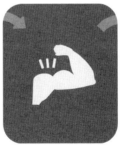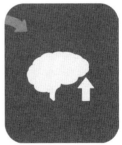

的運作息息相關，讓我們更有動力加強鍛鍊身體。

透過運動促進「抑制控制」的科學證據，還有 2017
年的介入研究，實驗招募了 318 位年齡介於 7～13 歲的
兒童，將其中 152 位參與者分配至運動組，其餘 153 位分
配至控制組，之後開始進行為期六週的運動課程介入，研
究發現參加運動課程組的兒童在「抑制控制」與「工作記
憶」等執行功能都有進步，反之，控制組則未見改善
（Moreau et al., 2017）。

看到了長時間進行身體活動對「抑制控制」功能的正

7~13 歲兒童	運動組	控制組
7~13 歲兒童	152位	153位
介入時間	每周五天、連續六周	
介入方法	高強度間歇運動	棋盤跟電腦遊戲、瑣事測驗
研究發現	改善「抑制控制」與「工作記憶」	未發現認知能力的改善

面影響，接著來看看「一次性」的身體活動是否也有同樣的效果？

2016 年的一篇統合分析研究，搜集了 40 篇針對單次中等強度運動對於「抑制功能」、「工作記憶」及「認知彈性」……等執行功能的影響。結果發現單次的中等強度有氧運動對於「執行功能」的處理速度及正確率皆有正向影響，尤其是針對「抑制功能」的效果最為顯著（Ludyga et al., 2016）。國際心理生理學期刊（**International Journal of Psychophysiology**）的實證研究，招募了 58 位平均年齡 19 歲的大學生，分成中等強度與低強度兩組，於跑步機上跑走 20 分鐘。結果發現經過中等強度的身體活動之後，參與者的「抑制控制」表現優於低強度運動組別（McGowan et al., 2019）。代表著即便只有 20 分鐘的中等強度有氧運動，只要做一次就可以促進「抑制功能」的表現。另外，研究結果也發現，一次性中等有氧運動對於老年人的效果優於青少年及成年人；對於孩童的效果也優於青少年（Ludyga et al., 2016）。符合前文所述，發展中及

正在退化的大腦，經由適當的身體活動刺激之後，能帶來最為明顯的「認知功能」提升效果。

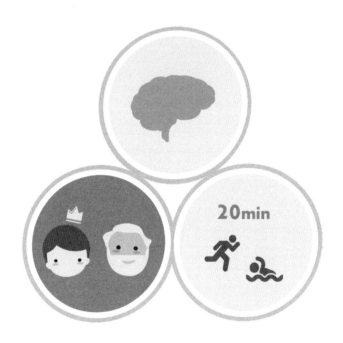

原來大腦可以這樣練：
提升學習抗壓力，成功者的大腦運動訓練課程

二 運動改善工作記憶

　　長期從事較高身體活動量的女性長者（平均年齡 65～69 歲），在執行視覺空間的工作記憶作業（non-delay and delayed matching-to-sample tests）時，表現比起坐式生活的控制組來得好（王駿濠與蔡佳良，2011）。結合腦電波的觀察之後也發現，從事較高身體活動量的老年人，在進行訊息處理與記憶提取的過程時，為了針對刺激做出適當的反應，大腦能啟動更多的注意力資源投入，讓「工作記憶」的表現大幅提升（Chang et al., 2013）。

　　高身體活動不僅對老年人的「工作記憶」有幫助，對於發展中的兒童也很十分有益。臺師大運動心生理學實驗室所進行的一項研究，招募了 32 名 8～11 歲的兒童，以配戴加速規（accelerometer）的方式，記錄他們七天日常生活中的身體活動量，並於七天之後，進行「工作記憶」與腦電波測量。研究結果顯示，在觀察的七天當中，身體活動量較高的兒童，在「工作記憶」中的表現較佳，透過

腦電波所測得的注意力指標也較低身體活動組的兒童來得高。顯示高身體活動量的兒童不但能夠投入較高的專注力，同時能更有效地提取先前記住的訊息（Hsieh et al., 2018），提升學習效率。因此，我們可以說，不論是外顯的認知表現或內隱的神經生理功能，透過規律的身體活動都能發揮正面的效果。

體適能的高、低也跟「工作記憶」緊密相關，2017年一篇發表在美國運動醫學會官方期刊（Medicine and Science in Sport and Exercise）的研究，招募了 79 位年齡介於 9-11 歲的兒童，經過體適能測驗（包括有氧適能、肌肉適能）以及「工作記憶」和學業測驗後，發現有氧適能較佳的兒童，除了在「工作記憶」測驗的正確率較高之外，數學測驗的得分也較高（Kao et al., 2017）。

透過前面的幾個研究，我們看到了體適能、身體活動量與「工作記憶」功能的關連，但是要確認「工作記憶」功能的改善是否為運動所造成，就得要更進一步比較參與

運動課程前、後,「工作記憶」運作的效能差異。

我們可以透過下列的科學證據來找到答案。

為了瞭解課後的身體活動課程,對孩童「工作記憶」的影響,研究者設計了讓 43 名 7〜9 歲的學童參與課後運動課程的實驗。並在運動課程介入的前、後,都測量參與孩童「工作記憶」的表現。結果發現,運動組的孩童,經過九個月的運動課程訓練之後,不僅提升了有氧適能,「工作記憶」的表現也跟著進步了。在腦電波的測量結果,也發現運動組的 CNV 波(contingent negative variation)振幅明顯地提升(Kamijo et al., 2011)。特別是**前額葉區**的前段 CNV 振幅[1]。因此,我們可以肯定地說:**透過運動課程的訓練,能提升孩童「工作記憶」的表現,促進認知處理的效率。**

1　研究已證實,前額葉區前段 CNV 振幅與認知準備歷程有關(Wild-Wall,Hohnsbein & Falkenstein, 2007)。

近期的一項研究，招募 44 位 7～10 歲的兒童，分為體操組及控制組，除了平常的身體活動以外，體操組再額外進行為期 8 週的體操教學課程（每週 2 次，每次 90 分鐘）。在課程介入前、後，皆進行**動作能力及工作記憶**的評估，並同時蒐集**腦電波生理指標**。結果發現，體操組在身體力量、平衡感及敏捷反應……等**運動能力**的表現上，相較於控制組有顯著地提升；在**工作記憶**方面，體操組在後測評估的表現，顯著提升了作業反應的正確率，大腦頂葉（Pz）區也出現較大的 P3 振幅，反映了經過 8 週的體操運動課程介入之後，大腦能啟動較多的注意力資源，促進了「工作記憶」的表現。

讀到這裡，您心中可能會浮現一個疑問：

「為什麼運動可以促進工作記憶？」

這個問題，我們可以在動物的研究實驗中找到答案。讓老鼠執行每天 2 小時、每週 5 天的中等強度有氧運動，

原來大腦可以這樣練：
提升學習抗壓力，成功者的大腦運動訓練課程

結果發現，這些老鼠的「工作記憶」表現顯著地提升了（Langdon& Corbett, 2011）。透過生化的數據分析，發現運動過後的老鼠，大腦中海馬體的**腦衍生神經滋養因子**（brain-derived neurotrophic factor, BDNF）[2] 濃度提高了。

因此研究者們認為：

中等強度運動→提升腦中 BDNF **的濃度**→進而促進「工作記憶」表現。

三 運動改善認知彈性

一篇 2019 的實證研究，招募了 132 位年齡介於 20～

2　BDNF 是大腦中含量最豐富的蛋白質，除了可以促進神經元（神經細胞）的生長，也能促進大腦神經細胞突觸的成形，有「大腦神經肥料」之稱。

67 歲，身體狀況良好，但，有氧適能較差（低於中位數）的成人。將所有參與者分成二組，一組給予每週四次，每次 30～40 分鐘的漸進式有氧運動。另一組，在相同的課程時間裡，進行簡易的伸展操。經過 24 週的課程之後，進行「執行功能」的認知測驗，結果有兩大發現：

1. 只有「有氧運動組」的參與者，改善了「認知彈性」。
2. 年紀較大的參與者「認知彈性」改善幅度大於年紀較輕者（Stern et al., 2019）。

而除了長時間的有氧運動，可以提升「認知彈性」之外。值得高興的是，即使是一次性的身體活動對「認知彈性」也有幫助，而且對象還是注意力缺陷過動症的兒童呢！在一系列的科學研究中，先比較了 20 位 ADHD 的兒童與 20 位典型發展的兒童，在執行作業轉換上的表現是否有差異？結果發現患有 ADHD 的兒童，需要花比較長的時間才能完成作業的轉換、答題的正確率也相對較低。

原來大腦可以這樣練：
提升學習抗壓力，成功者的大腦運動訓練課程

透過腦波分析，發現 ADHD 兒童的大腦，在認知處理歷程上比較沒有效率。延續這個發現，研究者想繼續深入探究，是否可以透過進行一次性的運動，來提升 ADHD 兒童的認知轉換能力？於是更進一步設計了 30 分鐘中等強度跑步機快走 v.s 影片觀賞（控制組）的實驗。透過 34 位 ADHD 兒童的實驗參與後發現，經過運動之後的大腦，處理作業轉換的時間明顯縮短，顯示運動能增加 ADHD 兒童的認知處理能力，讓大腦的運作更有效率（Hung et al., 2016）。

透過上述的科學研究結果顯示，不論是一般人、年長者或甚至是患有注意力缺陷過動症的兒童，經由運動（不論長期或一次性）都能提升「認知彈性」的表現，這樣振奮人心的科學證據，告訴著我們：身體的活動影響著大腦的運作功能；更提醒著我們：不管從前的習慣如何？只要願意開始改變，每個人都有無限潛能。

運動，不僅能帶來健康，更能活躍大腦！

只要願意，就有機會讓自己變得更靈活、思考更有效率！

從現在起，開始，讓自己變得更好！

四 運動改善學業成績

過去已經有許多國外研究發現，體適能表現與學業成績有關，接下來要分享的這二個研究發現，肯定會讓您更有興趣！

因為實驗中的參與者，正是你、我身邊的國中生。

研究的數據來自於全臺灣國中學生三年的體適能成績與全國統一標準的基測成績，經過大數據分析之後，得到以下的結果（Hsieh et al., 2018）。

原來大腦可以這樣練：
提升學習抗壓力，成功者的大腦運動訓練課程

1. 體適能表現前25%基測成績亦表現較優。
2. 體適能成分與基測成績關係密切者，依序為有氧適能、肌耐力、肌力、柔軟度。

　　除此之外，根據上述數據分析，還發現了在國中三年期間，體適能表現維持在前 25％的時間越長，基測成績的表現就越好（Hsieh et al., 2019），研究結果，還將與體適能關係密切的學科，排序依次為數學、自然科學、社會科學，到關係最小的是語言學科。代表著：體適能較佳者，非但不是頭腦簡單、四肢發達，反而可能就是班上最精明的數學小老師喔！

　　大量的科學證據告訴我們透過適當的身體活動，就可以增進我們大腦執行長──「執行功能」的運作效益，而

且即便只是一次性的運動都有效，從老人到孩童，從典型到非典型發展的個體，男女老少通通適用。事不宜遲，趕快換上運動裝備，讓自己動起來吧！在訓練心肺的同時，您的大腦也正在進步喔！

下一個章節裡，我們將會介紹全新的概念——認知負荷的運動型態。

讓您不僅可以運動變聰明，更能聰明地做運動！

第五章

有效改善執行功能的運動新概念：運動的認知負荷

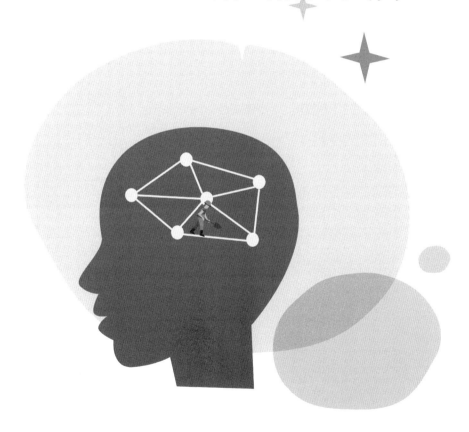

過去以運動改善「執行功能」的研究中，發現「有氧運動」跟「阻力運動」都具有效果。但，最近的研究發現，「協調性運動」的效果更優於上述兩者。這個結果，再次提供有力的證據支持，若想以**運動**達到**提升執行功能**的目的，**做什麼運動**，是考量的關鍵。這與學者認為運動模式可能是影響認知功能的因子之一（Dai et al., 2013: Huang et al., 2014）的觀點相同。

　　就**運動類型**角度來考量，2017 年科學家 Raichlen 與 Alexander 以演化神經科學模型的觀點，提出了「適應容量假說」（Adaptive Capacity）。人類演進的歷史過程，為求生存，身體所有的運作皆以「節約能源」為最高原則，最耗費能量的大腦，當然也不例外。「適應容量假說」：認為運動可以改善認知功能，就是依據這個基本的生理運行策略，因此結合心肺適能與認知刺激的運動，可以促使原本節能的大腦，為因應增加了認知刺激的身體活動，必須招募更多的神經元，進而能夠達到改善認知功能的最佳效果。

原來大腦可以這樣練：
提升學習抗壓力，成功者的大腦運動訓練課程

另一個相似的觀點，是「引導塑性促進理論」（guided plasticity facilitation），該理論認為整合運動與認知刺激的活動，比起單獨做運動或做認知訓練效果更好（Kraft, 2012; Fissler et al., 2013）。運動可以促進神經生理的可塑性機制（詳見第六章）；而認知刺激則是引導神經可塑性在哪裡進行（Bamidis et al., 2014）。因此，將認知刺激整合至運動的訓練課程中，將可以達到最佳的效果（Heroldet al., 2018）。這個主張與認為「專注於運動技能發展和認知參與的結構化身體活動課程，比沒有體力消耗的電腦化課程或沒有認知成分的運動（有氧或阻力）訓練，對兒童的執行功能有更強的影響」（Diamond & Ling, 2016）論點不謀而合。

為什麼加入認知負荷的運動，對於提升「執行功能」會產生較佳的效果呢？其中一個可能的機制，就在於**前額葉神經迴路**。當我們從事認知負荷運動時，大腦會直接招募、活化**前額葉神經迴路**，此神經迴路與「執行功能」運作時，所活化的網絡相同。藉由運動提升這些神經網絡的

運作效率，以強化「執行功能」（Best 2010; Diamond and Ling 2016）。另一個機制可能在於，進行摻有認知負荷條件的運動時，需要不同腦區——認知（前額葉）和動作（小腦）的共同活化，藉此產生協同作用而強化神經連結。當面臨急需高度專注的新奇挑戰，以及具有要求快速且不確定性的行為反應時，這些共同活化的效果最佳（Diamond 2000）。

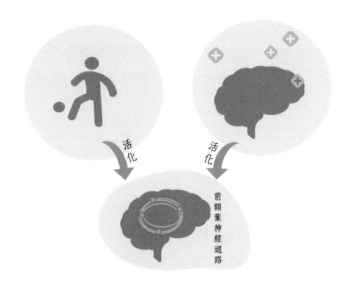

原來大腦可以這樣練：
提升學習抗壓力，成功者的大腦運動訓練課程

有關**運動課程**的內容，可以應用「情境干擾」、「心理控制」與「探索」，來增加心理的參與，以提升「執行功能」（Tomporowski、McCullick 和 Pesce ., 2015）。

- 「**情境干擾**」：當運動的情境和條件不斷變化，或在運動的過程中，有許多不可預測的動作反應時（如：持拍運動），就會產生情境干擾，增加認知參與。
- 「**心理控制**」：當選擇特定「執行功能」（如：抑制控制）成分的運動時，可引發認知成分的參與和控制。以踢球為例，隨機發出紅球或白球，並規定紅球以左腳踢、白球以右腳踢，過程中需要投入高度的專注，並善用「抑制功能」的能力，才能迅速地做出正確的判斷。
- 「**探索原則**」：可以應用在開放式的項目中，透過運用不同的方法，實際解決參與運動過程中所遇到的問題，思考應變的策略……等，都能增加運動的認知參與。

由此可知，想要提升「執行功能」，重點就在於**增加**
參與者在活動中的認知參與程度。因此，接下來要更深入
地說明「認知負荷運動」的概念，好讓讀者了解要如何才
能選擇出真正能對「執行功能」發揮效益的運動課程。

一　運動的認知負荷

　　運動項目可依不同型態做出許多分類，本書特別著重
在討論不同的**認知負荷程度**運動。「認知負荷」（cognitive
load theory, CLT）是由澳洲心理學家 J. Sweller 於 2011 年
提出，指的是當執行某特定工作時，加諸在個體認知系統
上所產生的負荷量。是一種從心理、生理與認知層次，來
探討個體執行各項任務時，認知系統所產生的負荷量
（Sweller, 1988）。也就是當我們為了因應環境要求，所需
要啟動認知處理的程度。例如：開車時，如果只是看到前
方路面塌陷了，那麼認知上只需要決定踩煞車就好，過程

原來大腦可以這樣練：
提升學習抗壓力，成功者的大腦運動訓練課程

中所產生的認知負荷其實不高（沒有甚麼複雜的程序）。但，如果凹陷的路面只占車道的一小部分時，可能就會面臨好幾個狀況，需要進一步判斷，比如：剩餘平坦的路面寬度夠不夠車行？對向是否有來車交會？決策過程需要考量現場的其他狀況，進行綜合的評估之後，再決定要煞車？繼續前行？還是有其他的選項？這樣決策過程所產生的認知負荷程度，就比第一個情境（單純踩煞車）要高出許多。

「認知負荷理論」認為教學的目的，是要**增加長期記憶中的知識**。欲達成此目標，就必須考慮人類的認知能力在處 新訊息時，會受限於「工作記憶」的負荷量。Sweller 提出「認知負荷理論」的用意，是在幫助教學者如何有效率地提供訊息，以降低學習者「工作記憶」的負荷量，促使訊息快速地存入長期記憶，提高教學效率。我們以此理論的主要概念為核心，希望能夠設計出具有較高認知負荷的運動課程，以挑戰學習者的認知能力，進而逐步提升「執行功能」的運作效率。

根據 Sweller，產生認知負荷的來源十分多樣，但主要可分為三類：

1. **任務／環境的特性**（Task/Environment Characteristics）：
   例如：任務的難易度、時間壓力、環境噪音……等因素。不同類型的身體活動，本來就存在著不同的認知需求（Best, 2010）。也就是說，當運動本身與環境的特性越容易、越單純，認知負荷量就越少，反之，若運動與環境的特性越困難、複雜，認知負荷量就隨之越大。以封閉式運動（跑步）跟開放式運動（桌球）為例，就可以清楚地說明「任務／環境」的特性。當跑者在跑步機上練習慢跑時，「任務／環境」都相對單純沒有變化，跑者只需要用熟練習慣的步伐持續進行就好，認知負荷的程度相對較低。反觀開放式的桌球對戰，打者需要先針對來球的速度、節奏、旋轉方向……等訊息做出最佳的判斷，才能在精準的時空交會點做出回擊。整個過程都必須在緊迫的時

原來大腦可以這樣練：
提升學習抗壓力，成功者的大腦運動訓練課程

間壓力下進行。除了精確的決策判斷之外，執行動作時身體各部位的協調配合，像是腳步移位、預備動作、拍面控制……等等，都是對認知能力極具挑戰的任務。如果再加上為了要更能掌握賽事，事前蒐集對手的技、戰術情報資料、擬定因應對策戰略……等，則運用了更多計畫、認知彈性……等功能。整個運動過程任務／環境持續變化，選手也必須不斷調整戰術、節奏，並快速地決策以因應外在條件的改變，所產生的認知負荷量就比單純重複的慢跑活動高出許多。

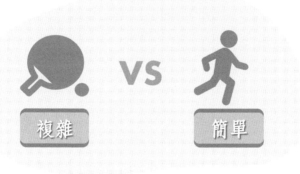

2. **個體特性**（Subject Characteristics）：如認知能力、先備知識與經驗等；再以前面的桌球為例，如果是一位初學者，由於先備知識與經驗有限，在整個打球的過程中所面臨到的刺激辨識（來球方向、速度、旋轉）、決策、反應、執行……等等，都具有很高的認知負荷。相較於已經比較有經驗的打者，許多過程都因為有先前的經驗而變得比較簡單。例如：只要看到對方的擊球動作與拍面變化，就可以預測來球的方向、速度與旋轉方向，因此能提供更充裕的反應時間，對於「工作記憶」的負荷程度也少很多。

3. **任務／環境與個體的交互作用**（Interactions）（Paas & Van Merriënboer, 1994）：就如前面說明的，要達到適度的認知負荷挑戰，首先得考量學習者當下的能力與經驗，再去設計適合該學習者水平的作業難度。以桌球為例，針對初學者，會先以難度較低的作業（速度、方向與落點變化、旋轉變化）來讓學習者適應。例如：先送速度慢、不旋轉、

單一落點的球給初學者打，這時候的作業要求是培養對刺激的判斷能力，在固定落點球不旋轉的情況下，學習者只要判斷來球的節奏即可，也就是判斷對方把球送到己方球桌後的彈跳節奏，知道球在己方球桌彈跳的什麼階段（上升期、最高點、下降期）回擊？回擊時球與身體的相對位置如何配合？當初學者對於擊球節奏的學習有所掌握之後，就可以開始要求擊球動作的控制，包括身體準備姿勢、下肢、軀幹、擊球手與空手的動作配合、擊球時拍面的控制……等等，這些動作要求也帶來另一種認知負荷。而當學習者的動作大致可以達到要求後，就可以在送球時再加上一點挑戰了，例如：改變送球的節奏，有的快、有的慢，讓學習者對於節奏的掌握更具適應彈性，接著在送球方向與落點上提高挑戰難度，例如：變化方向或同一方向變化長短。透過這種考量學習者學習水準來設計作業難度，讓學習者一直處在適合其水準的作業挑戰下進行運動，比較可以

提升其認知功能。

　　這三個認知負荷來源中，第一個（任務／環境特性），也就是運動類型，是課程設計的首要考量。不同類型的身體活動，本身就存在著不同的認知需求（Best, 2010）當運動與環境的特性越容易、單純，伴隨的認知負荷量就越少。反之，若運動與環境的特性越困難、複雜，認知的負荷量就越大。對於運動類型的認知負荷程度，我們可以參考哥倫比亞大學 Gentile 教授所提出的運動分類（如下表）。越靠近左上角（1A）的運動，認知負荷越低，反之，越往右下角（4D）靠近的項目，認知負荷的程度則越高。這種分類方式，就非常適合用來做為運動課程設計的參考。以「原地踏步」為例：身體穩定＋無須操作物體，過程中對於身體動作的要求也都是一致的，所以分類上屬於 1A。但，如果是原地跳繩，就會因為要操作物體而提高認知負荷（1B）；前進跳繩的認知負荷程度就更高了（1D）。

動作功能 環境背景		身體穩定		身體移動	
		無操作物體	操作物體	無操作物體	操作物體
靜態 控制情境	試作間一致性	1A	1B	1C	1D
	試作間變異性	2A	2B	2C	2D
動態 控制情境	試作間一致性	3A	3B	3C	3D
	試作間變異性	4A	4B	4C	4D

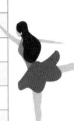

以認知負荷為基礎的運動分類（參考哥倫比亞大學 Geutile 教授）

二 較高認知負荷類型的運動更能提升「執行功能」的證據

　　過去探討運動認知負荷程度與「執行功能」關連性的研究，最常採用的方法是比較不同認知負荷程度之下，各個運動類型之間的差異。「開放性」與「閉鎖性」運動兩者的比較就是常見的例子。開放性運動（例如桌球、網

球、籃球……等項目），因為所處的運動環境不斷變化，過程中也必須不斷調整戰術、節奏，並且需要快速地決策調整以因應外部的變化刺激，所產生的認知負荷量就比閉鎖性運動（例如：慢跑、游泳）高出許多。

在研究證據部分，多年前我們比較了 84 位長期從事開放性運動（桌球、羽球或網球）、閉鎖性運動（跑步、游泳、走路或騎腳踏車）以及無規律運動習慣的 65 歲以上參與者。結果發現雖然二個運動組在需要「認知彈性」的作業上都優於無規律運動組。（證明有運動比沒運動好）。但，只有**開放性運動組**在關鍵的認知彈性指標（整體轉換成本）上有更優異的表現（Dai et al., 2013）（開放性運動比閉鎖性運動好）。在我們另一個同類型的研究裡也發現，只有**開放性運動組**在處理需要「抑制控制」的認知作業時，大腦所動用的神經資源與年輕人較為相似（Huang et al., 2014）。（大腦較無老化退化現象）

除了上述對於老年人的研究之外，德國的研究團隊，

原來大腦可以這樣練：
提升學習抗壓力，成功者的大腦運動訓練課程

將 9～10 歲的孩童分派至三個組別：

1. 心肺適能訓練組。（n=27，進行中至高強度的跑步遊戲來改善心肺適能）
2. 動作能力訓練組──強化精密與粗大動作的協調能力。（n=23，進行持拍運動、跳繩、繩梯、氣球與平衡墊）
3. 控制組。（n=21）。

每週三次 45 分鐘的課程，共為期 10 週。研究發現，兩個運動組在後測時，動作能力的表現都有提升。但，只有「動作能力訓練組」，不僅在動作能力的表現較優，在「工作記憶」的表現也較心肺適能訓練組進步（Koutsandreou, Wegner, Niemann, & Budde, 2016）。在介入的過程中，「動作能力訓練組」與「控制組」的心肺適能並無明顯差異，只是前者在實驗中參與了許多需要動用大量認知資源才能執行動作的活動。兩個組別在心肺狀態相近的前提下，這樣的結果，提供了更強而有力的證據支持

「認知刺激假說」：在運動中加入較高認知負荷的內容，對於提升「執行功能」效果更好。

一篇 2020 的統整分析研究，收錄了 80 篇探討不同運動對於認知功能效果的研究指出，運動的確有助於提升整體「執行功能」（不分「執行功能」類型）。此外，協調性運動對於提升認知功能的效果，優於一般傳統有氧運動及阻力運動（Ludyga, Gerber, Pühse, Looser, & Kamijo, 2020）。由於協調性運動的目的，多希望能提升動作能力或某項技能，因此，訓練時的目標就不只是單純「動」而已，運動者需要投入更多的認知資源，以便執行正確的動作技能。這樣的論述對於認知刺激假說（Pesce, 2012）提供了更強而有力的證據。也代表著在設計運動課程時，應該要多注重「品質」，在課程中融入適當的認知負荷要件，才能讓運動對「執行功能」帶來最大化的效果。此外，該研究更指出，運動對於「執行功能」的正面效果與運動時間呈現劑量關係反應，表示運動時間越長，效果越好。相似的結果也在另外一篇針對老年族群的統合分析研究發現（Chen

原來大腦可以這樣練：
提升學習抗壓力，成功者的大腦運動訓練課程

et al., 2020）。

　　因此，如何設計出一個既能刺激心肺適能、挑戰認知負荷，又能讓參與者願意長時間投入的運動課程？是想以運動來提高「執行功能」的教育者，所需要認真思索考量的。

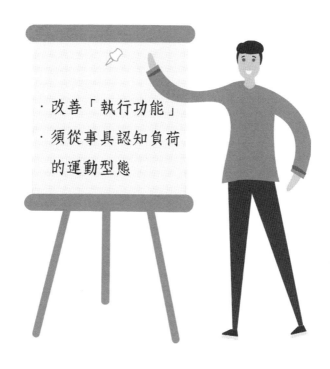

本章重點在於說明具備認知負荷的運動，是改善「執行功能」最重要的運動型態。不同的運動項目依據學者所提出的分類，可以清楚地看出內含認知負荷的程度，藉由這些分類，不僅可以幫助我們挑選運動，更可以做為以運動提升「執行功能」課程設計的重要參考。

第六章

為什麼運動可以改善執行功能

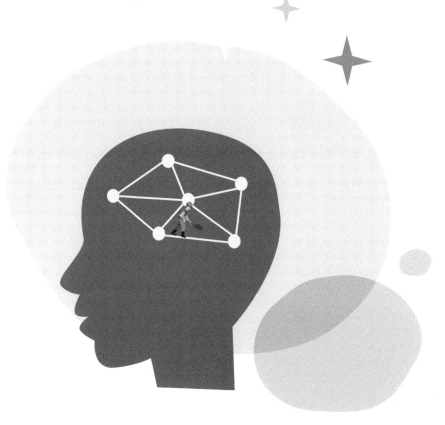

要了解為什麼「執行功能」可以藉由運動這樣的「環境刺激」而得到改善，我們必須先了解「神經可塑性」及「神經新生」這兩個重要的概念。

1. 神經可塑性

在腦神經科學發展的萌芽時期，科學家們所公認的定律：大腦的神經元在出生時就已經確定，不會再改變。神經科學之父卡哈爾（Santiago Ramón y Cajal）曾說：「成年人的神經路徑是固定且恆久不變的」。所以出生後的腦神經細胞，不但數量不會再增加，萬一受到損傷，更無法被修補回復。

然而，到了 1960 年代，開始有越來越多的實驗及臨床病例顯示，人類的大腦並非一成不變，大量的研究證據顯示腦神經為了適應後天變動的環境，會產生結構的變化。這種神經系統功能產生適應性改變的能力，被卡哈爾稱為：「神經可塑性」（neuronal plasticity）。

  原來大腦可以這樣練：
提升學習抗壓力，成功者的大腦運動訓練課程

2. 神經新生

　　我們的大腦裡有近千億的神經細胞（又稱為神經元），這些神經細胞藉由產生動作電位的形式來傳遞訊息。大腦思考決策的效能優劣，都取決在神經元數量的多寡與運作的效率。

　　神經幹細胞分化形成神經祖細胞再分化成神經元的過程稱為：「神經新生」。（Gage, 2019）。

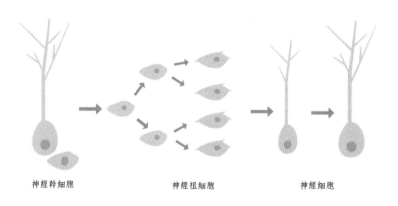

神經幹細胞　　　　　　　　　神經祖細胞　　　　　神經細胞

在過去三十年中，神經科學家不只找到了許多大腦每天都會產生新生神經元的證據，還發現神經新生除了參與學習、記憶之外，更與情緒（例如：憂鬱症）（Anacker & Hen, 2017）以及神經退化性疾病（例如：阿茲海默氏症）有所關連（Gage, 2019）。

　　海馬迴裡的齒狀回區域（dentate gyrus）：是成人腦中被發現有神經新生的兩個區域之一（Gage, 2019），在學習與記憶中扮演了重要角色。除了參與我們學習與日常生活中，記憶的形塑、儲存與區辨之外，還兼具了**模組分離**（pattern separation）的任務（Deng, Aimone, & Gage, 2010）。（模組分離：是一種讓我們能夠辨別**相似但不同**記憶的能力。）例如：在樹林間找出正確的路、在停車場找到自己的車……等等，在這個空間、方向情境相近的辨識過程中，就亟需仰賴神經新生的幫助。大腦儲存記憶的區域，就好比電腦裡的硬碟，不僅有儲存空間容量的限制，還會發生因為儲存的資料過於雜亂，而導致無法辨識的困境。此時，「神經元」就扮演著類似「文件資料夾」

原來大腦可以這樣練：
提升學習抗壓力，成功者的大腦運動訓練課程

的角色，幫助我們進行資訊的分類、歸檔。因此，當資料夾的數量固定不變或短少時，就可能在資源有限的情況下，將看似相仿但內容不同的訊息混淆在一起，導致日後難以辨別、提取。如果此時有新生的神經元支援，就可以馬上因應需求，進行「新增資料夾」的動作，建立起更有架構的儲存系統，讓原本紊亂的記憶倉庫變得井然有序。

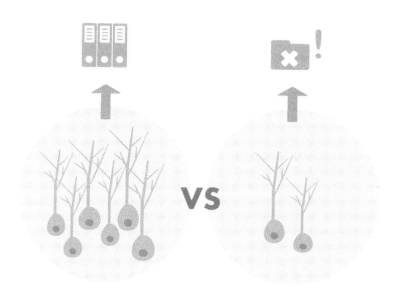

接下來，用一個有趣的實驗來說明神經新生對於**記憶清除**（memory clearance）及**認知彈性**的影響。

「莫里斯水迷宮」（Morris water maze）是一種常用來檢視小鼠學習與記憶能力的測驗。

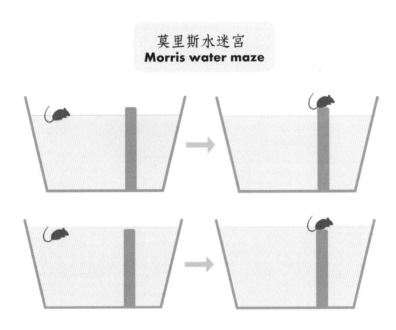

原來大腦可以這樣練：
提升學習抗壓力，成功者的大腦運動訓練課程

在這個水迷宮裡，設計了一個可以讓小鼠著地休息，免於持續在水池中活動消耗體能的安全平臺，經過幾次的學習之後，小鼠找到平臺的時間會越來越短（成功建立神經迴路）。

接著，將水量增加至淹沒安全平臺的高度（如左圖），再重複上述的實驗流程。

小鼠是否能順利找到安全平臺？所耗費的時間？速度？這些都是衡量空間記憶的指標（Vorhees & Williams, 2006）。透過實驗發現了，在安全平臺的位置被更換之後，神經新生較旺盛的小鼠，比起低神經新生的小鼠，能更快找到更動後的平臺位置，顯示「神經新生的多寡」會影響記憶清除（memory clearance）及「認知彈性」的能力。神經新生不足的小鼠在學習新資訊時，會受到舊有記憶較嚴重的順向干擾（proactive interference），產生混淆而導致學習上的困難（Anacker & Hen, 2017）。

一　運動促進神經新生的證據

　　探討「生活環境」對大腦影響的研究顯示，生活在豐富刺激環境中的動物，相較於生活在簡單環境中的動物，有較多的海馬齒狀迴神經新生（Kempermann et al, 1997）。然而，定義「生活環境豐富」與否，包含了許多可以分離的因子，例如：多元的學習機會、頻繁的社交互動以及大量的身體活動…等等，為了探討上述不同因子分別對於海馬齒狀迴神經新生的影響，H van Praag 等人（1999）針對小鼠，設計了五個不同組別的情境：

1. 水迷宮學習組：每天進行兩次莫聖斯水迷宮測驗。
2. 游泳組：進行跟第 1 組一樣的游泳時間，但不用學習找平臺。
3. 跑步組：可以自由地使用跑輪。
4. 豐富環境組：將小鼠飼養在較大的箱子裡。並讓更多隻小鼠生活在一起，還放置了各式各樣的玩具以及跑輪供牠們玩耍。
5. 控制組。

  原來大腦可以這樣練：
提升學習抗壓力，成功者的大腦運動訓練課程

依據新生神經分裂的數量以及新生神經存活的比例，判別神經新生數量。

實驗設計除了將小鼠分成五個組別之外，為了更明確辨別新生的神經是來自於新增的分裂？還是存活率增加？抑或兩者皆有？H van Praag 等人還將每個組別的小鼠再細分成兩批，分別在連續 12 天注射 BrdU（標定新分裂細胞的標記物）後的第 1 以及第 30 天，量測有被標記的神經元數量。

結果發現，經過 12 天的實驗介入之後，**跑步組**小鼠的海馬齒狀迴相較於其他四組，產生更多新分化的神經，且差距高達 50%；而在注射標記物的 30 天之後，**豐富環境組**比起其他組別，擁有更高的新生神經存活率；在新生神經數量方面，**跑步組**與**豐富環境組**皆高於其他三個組別，

上述的研究結果告訴我們，「運動」與「刺激豐富的

生活環境」都可以促進神經新生。透過「運動」，小鼠分化了更多的新生神經；而「豐富的生活環境」，則促進了牠們新生神經元的存活率。由於達成效果的機制與途徑不同，因此可以推測，若能同時保持運動並生活在刺激豐富的環境之中，對於促進「神經新生」，或許會有加成的效果。

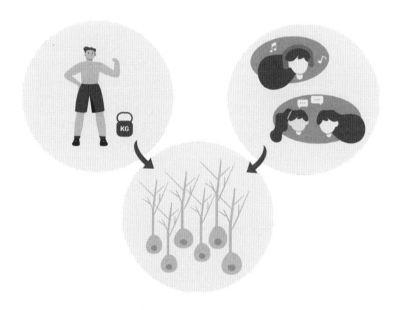

原來大腦可以這樣練：
提升學習抗壓力，成功者的大腦運動訓練課程

二 運動促進突觸新生

突觸：是不同神經元之間，通信的連接點；是神經信號間重要的往來渠道。

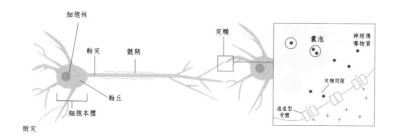

在半世紀以前，神經科學家就已經發現，將大鼠飼養在擁有各式各樣玩具的複雜環境中（Volkmar & Greenough, 1972）以及讓牠們接受走迷宮測驗（Greenough et al., 1979）都能夠讓大鼠有更多的突觸新生。然而，為了更進一步了解，新生的突觸是來自於這些大鼠的「運動量」（玩玩具、走迷宮）或是透過「學習」（如何使用新玩具？如何走出迷宮？）James E. Black 等人（1990）設計了以下的實驗。

他們將大鼠分置於四個不同情境：

1. 雜技訓練組（acrobatic training）：練習通過獨木橋、
   蹺蹺板、空中繩梯……等不同的障礙物。
2. 強迫運動組：強迫每天在跑步機上快走。
3. 自願運動組：自由地使用滾輪。
4. 控制組：無運動。

組別	運動量
雜技訓練組 🏆	0.9 公里/月
強迫運動組（跑步機）	10.8 公里/月
自願運動組（滾輪）	19 ± 4 公里/月

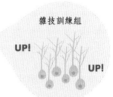

由上圖可見，雜技訓練組的總運動量設計與其他兩組
相比，明顯少了許多。因此，研究者認為此實驗設計可以
分別看待「學習動作技能」與「總運動量」兩者，對於突
觸新生影響的效果。

經過一個月的實驗介入，他們發現**雜技訓練組**的突觸

原來大腦可以這樣練：
提升學習抗壓力，成功者的大腦運動訓練課程

數量明顯高過於其他三個組別，且差距高達 25%左右。而運動組（無論是強迫或自願組別），只產生較多的血管新生，但突觸數量並沒有高於無運動組。

　　基於這個研究結果，我們可以推論，同時擁有**足夠運動量**與兼具**學習技能成分**的運動，對於突觸可塑性的效益，可能會大於重複性的運動，或者在運動量不足的情況下，從事動作技能學習的活動，也有效果。

三　運動調節正腎上腺素

　　正腎上腺素是人體應付壓力的荷爾蒙（stress hormone），會影響腦部控制注意力和情緒反應的杏仁核（amygdala），也會和腎上腺素（epinephrine）一起作用「戰或逃反應（fight-or-flight response）」：心跳加速、血壓升高，讓身體非必要部位的血管收縮，將最多的資源轉送到

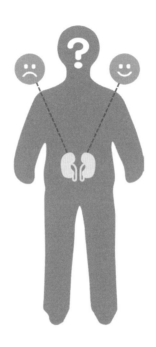

攸關生存的地方,增加感官的敏銳程度,大腦也同時進入
戒備狀態。

　　正腎上腺素的釋放,可以分成持續性(tonic)與階段
性(phasic)兩種。前者指的是不考慮外界的刺激狀態而

原來大腦可以這樣練:
提升學習抗壓力,成功者的大腦運動訓練課程

持續釋放；後者則是因應刺激而誘發的反應結果。不過，不論釋放的原因為何？當大腦處在較放鬆的狀態時，兩者的釋放量都比較小；當大腦處在高覺醒狀態，例如：面臨危險或是感到巨大壓力時，持續性的釋放會達到高峰，而階段性的釋放則會受到抑制；唯有在大腦呈現適中的覺醒程度時，持續性釋放中等，階段性的釋放才會達到最大值（Aston-Jones & Cohen, 2005）。

四 正腎上腺素與抑制控制

藉由動物實驗發現，當適當地提高動物腦內的正腎上腺素後，這些動物在進行認知功能測驗時，比較不容易被雜訊干擾（表示專注能提高）。顯示正腎上腺素與抑制控制中的選擇性注意力（selective attention）有關連（Berridge & Waterhouse, 2003）。類似的實驗也發現，過多的正腎上腺素，反倒會降低認知功能的測驗表現（Aston-Jones &

Cohen, 2005）。因此，剛剛好的正腎上腺素，可以提供恰到好處的干擾抑制，提升對目標的專注能力。

五 正腎上腺素影響抑制控制的機轉

要了解正腎上腺素濃度對大腦功能的影響，首先需要考慮作用的**腦區**以及其傳遞訊息的**受體**（Rang, Ritter, Flower, & Henderson, 2015, p. 174）。當正腎上腺素濃度很低（昏昏欲睡時），所有的受體都不容易受到活化，因此「抑制控制」的表現會不好；在濃度適中之時，正腎上腺素會活化親和力最高的受體，促進前額葉的功能而使「抑制控制」的表現提升。而當正腎上腺素濃度過高時，則會活化親和力較低的受體，使得前額葉的功能受到抑制，無法展現恰當的「抑制控制」功能，此時的大腦比較不利於從事依賴前額葉的高階認知作業（Ramos & Arnsten, 2007），反倒適合進行較低階的認知功能任務，如：反射性的行為。

原來大腦可以這樣練：
提升學習抗壓力，成功者的大腦運動訓練課程

運動對正腎上腺素影響的科學研究證據主要來自動物實驗，科學家以微透析的方法，記錄運動中與運動後，大鼠額葉的正腎上腺素濃度。實驗設計讓大鼠以約 70% VO_2 max 的強度跑步，並分成跑一小時與兩小時兩組。實驗發現，在運動開始 40 分鐘之後，額葉的正腎上腺素濃度就顯著高於運動前，並在運動後 30 分鐘（一小時組）與 70 分鐘（兩小時組）時，顯示運動對於腦中正腎上腺素濃度的改變具有劑量反應（Pagliari & Peyrin, 1995）。他們同時也發現血液中的腎上腺素（epinephrine）濃度與額葉的正腎上腺素呈現正相關。

六 多巴胺系統與工作記憶

　　「多巴胺系統」與「正腎上腺素系統」一樣，是與大腦功能密不可分的神經調節系統（neuromodulatory systems）。

多巴胺濃度與「工作記憶」的關係，和正腎上腺素與「抑制控制」功能相仿，都呈現倒 U 形的關係，也就是說，太低或是太高的多巴胺濃度，都不利於「工作記憶」的表現。一篇發表在 Science 的研究發現，在恆河猴的前額葉注射多巴胺 D_1 受體的阻抗劑之後，猴子在進行「工作記憶」測驗時，不僅反應速度變得比較慢，錯誤率也比注射之前來得高（Sawaguchi & Goldman-Rakic, 1991）；另一篇研究則是將多巴胺 D_1 的阻抗劑注入大鼠的前額葉中，結果發現在多巴胺濃度增加的情況下，也發生了「工作記憶」表現下降的情況。整合這兩項研究的結果可以發現，最佳的「工作記憶」表現是發生在前額葉有「適中」多巴胺的時候。

七 多巴胺影響工作記憶的機轉

運動對多巴胺影響的科學研究證據，主要也是來自動

原來大腦可以這樣練：
提升學習抗壓力，成功者的大腦運動訓練課程

物實驗，科學家解剖運動後的大鼠，測量運動對於腦中多巴胺代謝狀況的影響。設計了在運動後的不同時間點解剖大鼠，結果發現經過一小時的跑步機運動，可以顯著地提升全腦多巴胺的代謝產物濃度，並且延續到運動後 50 分鐘。接著，繼續再運動的一個小時之後，解剖大鼠的不同腦區，發現額葉皮質的多巴胺代謝產物 HVA 顯著地高於控制組（無運動），顯示只要單次的跑步運動就可以加速額葉皮質的多巴胺代謝速度（Chaouloff et al., 1987）。

八 其他長期運動促進神經可塑性與認知功能之可能機轉

運動類型	可能機轉	研究文獻
有氧運動	藉由血管內皮生長因子促進海馬迴的神經新生	Fabcl. K. ct al. 2003
有氧運動	藉由增加抗細胞凋亡的蛋白質Bcl-2來促進海馬迴新生神經元的存活	Um et al., 2011
阻力運動	藉由增加抗細胞凋亡的蛋白質Bcl-2來促進海馬迴新生神經元的存活	Gomes et al., 2014
	藉由增加BDNF促進神經新生	Liu & Nusslock, 2018
	運動可能藉由增加BDNF促進突觸可塑性	Lu et al., 2014
	會藉由降低醣皮質醇受體的表現來促進海馬迴的神經新生	Mojtahedi et al., 2020
	運動可能會藉由改善壓力與發炎反應促進海馬迴的神經新生、粒線體功能對於認知功能與神經新生有至關重要的影響	Khacho et al., 2019
	運動可能會藉由增加粒線體生合成（mitochondrial biogenesis）來促進大腦功能	Steiner et al., 2011
	運動可能會藉由活化乳酸接受器HCAR1來增加大腦的VEGF與血管新生	Morland et al., 2017
	運動可能會藉由刺激肝臟製造GPLD1（Phosphatidylinositol-glycan-specific phospholipase D）促進海馬齒狀回的神經新生與認知功能	Horowitz et al., 2020; Lorens-Martín, 2020

第七章

有效又有趣的雞尾酒式課程與環境

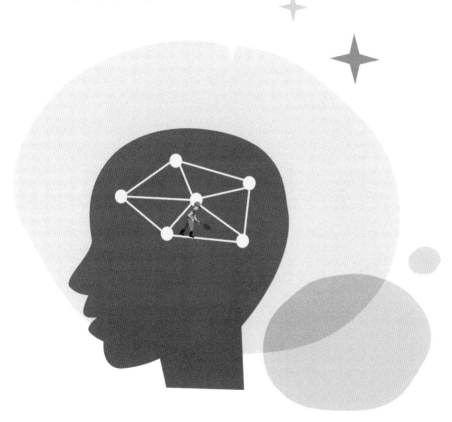

在前面的章節裡，我們提到了許多可以提升「執行功能」的訓練方法。包括：電腦化與非電腦化的直接訓練、特定 EF 的課程、正念訓練、應用生物回饋進行的放鬆訓練、教導自我調節策略的課程以及一般運動課程。這些課程雖然有科學研究證明其效果，但在實務執行上，卻可能

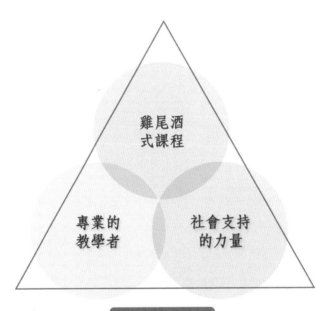

課程鐵三角

原來大腦可以這樣練：
提升學習抗壓力，成功者的大腦運動訓練課程

有接受度的問題，以「**訓練課程的時間越長，改善執行功能的效果越大**」這個角度來看，要設計出一套既可長期進行，又讓參與者會想要持續投入的課程，是個重大的挑戰。在第五章，我們提到了融入認知參與認知負荷的運動課程，其實就已經可以讓活動課程產生更多的學習樂趣。在此，我們將更進一步提出**課程鐵三角**的概念，以適合孩童的課程設計為例，一套有效的訓練課程核心，建議必須包括：

1. **雞尾酒式課程**：挑戰「執行功能」的結構性運動、課程中強調人際互動合作關係、並結合正念靜坐的三合一課程。
2. **專業的教學者**：在課程中能不斷營造有趣的學習氣氛，讓孩童能從中得到成就感、建立自信。
3. **社會支持的力量**：It takes a village to raise a child. 除了課程的參與之外，生活中重要他人（主要照顧者、父母、師長）的支持也極為重要。如果能在平日的生活裡，協助讓孩童有機會將課堂中所學

到的技能，延續運用到真實的生活情境，那麼將
可以幫助學習發揮最大的效益，建構真正的課程
鐵三角。

接下來，我們將一一述明課程鐵三角的重要性與具體
的執行方法。

一 鐵三角頂點——
雞尾酒式課程：人際互動、認知負荷運動、
正念靜坐

在這裡我們必須要再次強調，並非所有的運動都可以
達到增加「執行功能」的效果。真正有效的訓練課程，絕
對是需要精心設計的，而且因應個體的差異，每個人所適
合的運動處方也不盡相同。

原來大腦可以這樣練：
提升學習抗壓力，成功者的大腦運動訓練課程

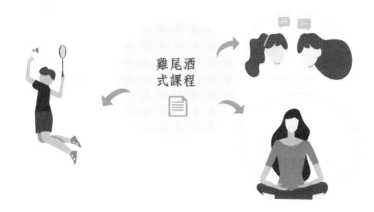

　　要以運動課程做為提升「執行功能」的載具，必須要考量到課程中的處方要項。一般最常使用到的概念簡稱為：MRFIT。包括五個處方要項：

1. 運動類別（mode of exercise, M）：詳見第五章（表：以認知負荷為基礎的運動分類）
2. 進展速率（rate of progression, R）
3. 頻率（frequency, F）
4. 強度（intensity, I）
5. 持續時間（time, T）

在頻率、強度與持續時間部分，根據 2020 年的統合分析研究指出，運動對於一般健康民眾的「執行功能」有正面效果（Ludyga, Gerber, Pühse, Looser, & Kamijo, 2020）。值得注意的是，不論運動的強度（輕、中及高）對於「執行功能」的效果是相似的（只要有運動，都有幫助）。

另外在時間方面，當持續運動 22 周時，每次運動 30、60 及 90 分鐘的效果相似，而隨著時間拉長到一年以上（48 周），每次運動 90 分鐘的效果就會優於 30 至 60 分鐘。**表示運動持續時間與每次運動時間有加乘效果。**

這份統合了 80 篇研究的分析文獻中，有 95%的運動介入頻率是每周 2.5 ～ 3 次。因此，綜合研究發現結果，

持續運動時間	每次運動時間	對執行功能的影響
22 周	30.60.90 分鐘	三者無差異
48 周（一年）以上	30.60.90 分鐘	90 分鐘優於 30 ～ 60 分鐘

 原來大腦可以這樣練：
提升學習抗壓力，成功者的大腦運動訓練課程

我們可以歸納出每週執行具有認知負荷的運動 3 次（強度不限）、每次 90 分鐘，如此持之以恆，便是有效提升「執行功能」的運動處方。

知道了什麼是最佳的運動計畫之後，執行面也是另外一個非常重要的關鍵。由於運動需要透過骨骼肌收縮與多關節的協調運作，以帶動整個身體進行活動。因此，在這兩項功能上有障礙的人，例如：體適能較差或是發展性協調障礙的孩童（Developmental Coordination Disorder, DCD）。在一開始進行運動時，可能會因為遇到比較多困難，而影響他們參與的動機與投入的程度，無法完全發揮藉由運動改善「執行功能」的效果。

從前面的文章裡，我們已經看到了許多科學研究證明，針對此類需求較特殊的族群，其實只要用對方法，在他們身上其實可以看到更多藉由運動改善「認知功能」的進步與成果。這，也是我們不斷努力的目標，讓不同需求的族群，都能有最適合自己的「運動課表」，不僅能鍛鍊

身體，更能訓練心智、強化大腦。讓「運動提升腦力」不再只是一句口號，而是真正能夠落實在每一個開始運動的人身上！

相信讀者們現在都已經知道「身體活動」可以為我們帶來有益於腦部發展的神經生化環境，無論是促進神經、突觸、血管的新生，還是增生大腦所需的神經滋養因子，可以說是最自然、最直接健腦強身的方法。而以「運動」為核心的課程設計，還有以下種種優勢：

1. 運動本身就具備了「技術」、「體能」與「心理認知要求」三大挑戰。在課程設計上，可依難度在此三大不同面向，規劃漸進課程，逐步提升能力。
2. 多數人天生喜愛活動，藉由遊戲的方式來進行身體活動，不僅可以增加趣味及挑戰性，也可提升學習者長期參與的意願。
3. 透過實際的身體活動操作，讓學習者更能了解「執行功能」具體化的顯現方式，進而提升應用的能

力（例如：參與融入抑制控制要件的遊戲，就可以非常直接感受「抑制功能」這項認知功能）。

4. **身體活動**的執行效果立即且客觀。（例如：足球射門動作、帶球上籃步伐）。參與者可以相互觀摩學習，在個人及團體教學上都非常有幫助。

5. 以**身體活動**為核心，容易設計出需要和他人協作的課程，藉由密切的團隊合作過程，學習人際互動技巧。

雞尾酒式課程的最後調味是：「**正念靜坐**」。透過提升對副交感神經系統的調控，來增進「執行功能」，是一項具有充分科學證據的方法。使用的原理與藉由運動，調控交感與副交感神經系統是相似的概念。因此，將「正念靜坐」融入到運動課程中，可以讓學習者在動態與靜態的環境下強化「執行功能」，加乘認知負荷運動課程的效果。

二 鐵三角的右支撐點——
創造成就感及充滿樂趣的學習環境

　　要讓「執行功能」的強化效果維持,長期訓練是絕對
必要的。可以說所有的成功人生,都是長期努力經營的成
果。認知心理學家安德斯.艾瑞克森提出赫赫有名的一萬
小時理論。不但說明了持續累積的重要,更強調「刻意練
習」的概念。設定目標之後,全神貫注地投入,持續累積
到精準熟練,進而達到忘我的境界,體驗巔峰成功的流暢
(flow)狀態。2013 年麥克阿瑟獎得主,賓州大學心理學

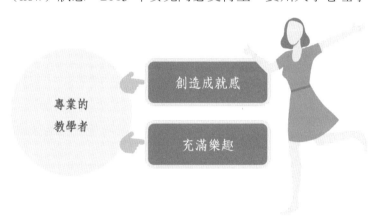

專業的
教學者

創造成就感

充滿樂趣

原來大腦可以這樣練:
提升學習抗壓力,成功者的大腦運動訓練課程

教授安琪拉‧達克沃斯博士所提出的恆毅力（Grit）——
倡導成功卓越並非來自於優異的天賦，而是源於不間斷的
熱情與堅持。她認為「恆毅力」是創造非凡成就的核心能
力，透過興趣啟迪，延續深耕經營成為熱情，接著全神貫
注地刻意練習，並思考能如何發揮正向的影響力。上述這
些培養成功特質的概念，都有一個共通的特點：**持續反**
覆、累積進化。如何讓學習的過程得以不斷延續？一個充
滿樂趣與成就感的學習環境，是非常重要的誘因，而專業
的教學者就是關鍵的靈魂人物。

人類的身體依循著「用進廢退」的原則，適度的壓力
可以讓身心機能為求生存而進步，我們的大腦運作也不例
外，因此，本書才主張以認知負荷挑戰的任務，來提升
「執行功能」。但，人畢竟是好逸惡勞的動物，若非必
要，通常不會想踏出安全舒適的圈子。因此，教學者更需
要設計出能引起興趣、激發動機的課程，才能提高人們參
與的意願。過去研究也發現，當人們處在正向情緒的狀態
下，會有比較好的創造力與「認知彈性」表現（Hirt,

Devers, & McCrea 2008; Murray et al., 1990），對於「執行功能」的提升大有助益。相反地，沮喪的情緒則會影響專注的能力（Desseilles et al., 2009），阻礙學習成效。因此，建構一個有成就感且快樂的學習環境，讓孩子能在放鬆的情境下學習，更容易達成學習效果、增強信心，進而建立自尊自信，產生持續學習精進的動力。

目前在幫助學習者更能考量到個別能力差異，強調自我比較，以不斷超越自己過去成果，以及努力投入的「精熟動機氣候理論」，可以作為課程領導人提供表現回饋之參考。

精熟動機氣候理論（mastery motivational climate, MMC）由 Ames 於 1992 年提出，理論基礎是 Epstein 在 1989 年所提出促進成就動機的（TARGET）六大層次。

原來大腦可以這樣練：
提升學習抗壓力，成功者的大腦運動訓練課程

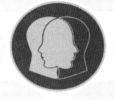

時間
Time

任務
Task

評量
Evaluation

自主性
Authority

分組
Grouping

表彰
Recognition

TARGET 的六大結構元素：

1. 任務（Task）：多樣化的活動設計，並融入個人挑
   戰項目，幫助學生設定短程目標。

2. 自主性（Authority）：讓學生有參與決策過程的機
   會，不再只是消極被動，而能進一步扮演主動領
   導的角色，從中發展自我管理及自我監控的能力。

3. 表彰（Recognition）：對個別的進步給予支持與肯定，讓學生有相同的機會得到鼓勵、讚美，著重在建立每位學生的自我價值，而非浮濫的稱讚。

4. 分組（Grouping）：採用彈性、適性的分組。提供多種分組方式的安排，讓學生有機會選擇最適合自己的組別，在團體中找到能展現能力的空間。

5. 評量（Evaluation）：不以統一標準為評分依據，讓學生有機會進行自我評量，以個別的進步和精熟程度做為評量標準，而非公開比較，讓評量成績更具意義。

6. 時間（Time）：由學生自行主導時間的使用與分配，彈性調整符合學習目標的計畫期程。

根據精熟動機氣候理論所設計的教學課程核心，主要在於**成就動機**。因此，教導者必須在教學的過程中，依照學生不同的成就目標與情境，營造合宜的環境氣氛，尊重每個孩子的獨特性，鼓勵自由選擇、自主學習，並以支持、肯定的方式給予鼓勵。教師不再是教室中的主導者，

而只是扮演輔助的角色，提供活動設計、從旁輔導協助、個別評量及觀察，並運用回饋模式，建立孩子主動、自律的能力，以提昇學習成效。

以此理論為核心應用在教學設計上，適用於各個年齡層次。已有許多教學研究都證明了，此教學法對於學生學習有正面影響的效果。例如，兒童的久坐行為顯著下降，中至高強度的身體活動量（MVPA）也有顯著地提升（Wadsworth et al. 2017）。在基礎動作能力與球類控制技巧上，皆有進步，尤以球類控制的技巧差異更加明顯（Johnson et al., 2019）。這些研究都顯示「精熟動機氣候」的教學策略對於身體活動的表現，有著直接正向的影響，是一個有效提升身體活動動機的策略。

除了善用教學理論設計課程之外，專業的教學者在教學中會給予清楚的目標設定方向。例如：請在十分鐘內做完這 15 道題目，比起「請盡快做完這件事。」前者就是清楚具體的目標，不但可以讓孩子更直接地理解與執行，

這樣明確的進度，本身就可以視為是一種激勵，當孩子知道自己付出多少努力就可以達成目標時，便會激發動機。另外，也要試著將目標設定再細分為遠程、中程、近程等不同階段，將遠程的終極目標，細分成多個的小目標，（例如：終極目標是希望孩子可以準時在 7：50 到校，不要遲到。那麼一開始可以將目標縮小，讓平時習慣賴床的孩子，每天提早 2 分鐘起床。）簡化目標執行的難度，以方便迅速地執行。雖然無法立即改善問題，但是隨著達成小目標的成就感，會增加孩子持續努力的動機。此時，若能再搭配上有效的行為管理方法，多面向觀察，肯定、鼓勵微小的進步。透過一點一滴完成小目標的累積，持續改變與進步，慢慢形成一個善的循環，循序漸進完成終極目標。

接下來，我們將介紹五種有效又簡易執行的行為管理方法。

讓您可以立即在生活與教學中實踐。

  原來大腦可以這樣練：
提升學習抗壓力，成功者的大腦運動訓練課程

1. 正向注意力偏好：

　　為了在競爭的環境中生存，生物的本能會驅使我們朝著獎賞的方向前進。因此，我們的注意力會依循環境中的獎賞刺激，進而驅動行為。這個獲得獎勵的過程，對日後目標的選擇會產生直接的影響，導致注意力偏好（attentional bias）：一種有明顯價值驅動的選擇機制。（簡單地說，就是哪個地方有糖吃？注意力就會往那個方向去。）了解這個生物的本能機制之後，我們要如何將此概念應用在教育現場？

　　在教學過程中，指導者把注意力聚焦在學習者的**正向行為改變上**。（例如：展現比過往更努力的學習態度、交出比之前更用心的作業）。當指導者把注意力放在這些正向的行為改變，也及時提供肯定的回饋，就會強化這些行為，讓學習者受到鼓勵，產生更多的信心與動機。

　　累積「成功經驗」的關鍵，在於做「目標設定」。

2. 目標設定：

　　「跬步千里、滴水穿石」。在在都說明了微小、持續累積的力量。進行目標設定的時候，千萬別急著想要一步登天，計畫一個過於遠大的夢想，不但難以執行，更會增加自己的挫敗感。在學習新事物的過程中，成就感（Sense of Accomplishment）一直都是能否持續投入的重要關鍵。

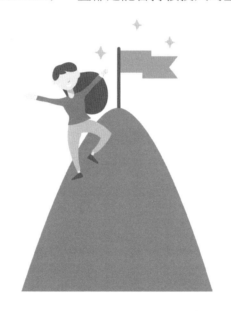

原來大腦可以這樣練：
提升學習抗壓力，成功者的大腦運動訓練課程

所以我們應該要將目標細分成不同的階段，每個階段再切分為更小的單位，**切割得越細越好**，讓每個進程都有具體達標的依據。藉由小目標的設定、執行、完成，累積成功經驗，增加自己對事物的掌控能力，建立信心，就會更有動力往下一個階段邁進。

3. 放大鏡檢視法：

完成目標設定之後，接著我們要利用「放大鏡」的概念，引導大家聚焦、放大看見在改變歷程的重要性。可以由 ABC 三個面向來說明，以「學習英文」為例：

Affect 情感：對於想要改變的行為，減少負面情感，或是增加正面情感。

（例如：從聽到要學英文就覺得厭惡的程度，從 10 分遞減為 9.5 分。）

Behavior 行為：對於想要改變的行為，開始**趨近**或減

少逃避。

（例如：從不喜歡背英文單字，到慢慢開始願意多聽幾遍。）

Cognition 認知：對於想要改變的行為，有更多正向的認識或減少負向的想法。

（例如：知道學習英文對自己的好處。）

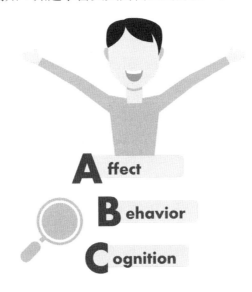

  原來大腦可以這樣練：
提升學習抗壓力，成功者的大腦運動訓練課程

透過從情感、行為、認知這三大面向的角度切入，在不同的層次上更了解改變對自己的意義與價值，可以增加持續的動力。

4. 廣角鏡模式：

學習可以如廣角鏡一般，從不同的角度去窺探世界。鼓勵學習者可以朝更多的面向發展，不要畫地自限。在課程設計上，可以利用不同的角色扮演，體驗不同的功能發揮效益，例如：在教學活動過程，除了是學習者，更可以是隊友的支持者、團隊的領導者、助教……等。藉由實際參與不同的角色身分，更直接地學習如何換位思考，體驗用更開闊的視角去理解世界。

讓改變效果更加明顯的肯定讚美！

5. 三明治回饋法：

回想一下，平時所看到的三明治，是不是都把最精華的食材藏在中間？左、右兩邊各會再加上吐司以及其他的配料，層層包夾出可口的風味。現在，我們也要學習把逆耳的忠言，包夾在三明治當中最核心的位置，用讚美與肯定，當做外層的麵包與配料，先讚許對方值得肯定的地方，之後再婉轉地說出意見，以客觀建議的方式代替主觀的批判論斷，讓對方感受到真誠、感受到是真心想要提供協助、解決問題，不是在找碴，就比較容易卸下心防，接受建言。

「忠言逆耳」自古皆然，沒有人喜歡受到批評、否定。無論男女老少，大家想聽到的都是「褒揚、讚美」。這，是人性。因此，當我們想要給他人建議時，就必須要懂得這個最高原則，才能讓聽者不至於惱羞成怒、掉頭就

原來大腦可以這樣練：
提升學習抗壓力，成功者的大腦運動訓練課程

走，還願意欣然接受我們中肯的意見。

對於學習來說，回饋（feedback）是影響學習和成就的重要因素之一。不過，值得注意的是，雖然過去已經從教育學、管理學、心理學和醫學等領域，得到「回饋有效性」的驗證。但，使用回饋的時機與方法，卻會大大影響效果，只有在正確使用下，才能發揮正向的幫助，否則可能只有很小的效果，甚至如果使用不當的話，還會對學習者造成傷害。三明治回饋法（feedback sandwich）就是近年引起教育人員重視的一種回饋模式，近期的研究結果也支持三明治回饋對表現具有顯著的正向影響（Prochazka et al., 2020）。透過一系列正向描述－指導－正向鼓勵的模組，來增進回饋的正向效果，讓回饋能在最佳的時機，發揮最佳的效果。

懂得善用「三明治法」，你也可以成為溝通的高手喔！

一個專業稱職的教學者，除了需要學習幫助學生提高動機的心理學技巧之外，若能配合上述「**正向注意力偏好**」、「**目標設定**」、「**放大鏡檢視法**」、「**廣角鏡模式**」、「**三明治回饋法**」，這五個行為管理方法，將更有助於學習者提升自我效能感、引發學習興趣、促進正面情緒，並增強自信心，逐步建立起良性循環，當然就能持續主動地投入學習囉。

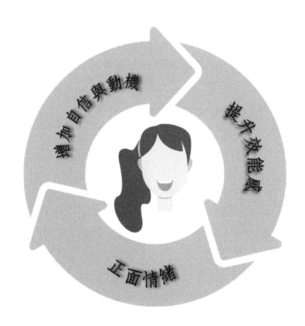

原來大腦可以這樣練：
提升學習抗壓力，成功者的大腦運動訓練課程

三 鐵三角的左支撐點——
支持的社會環境

當雁群呈 V 字型一起飛時，能飛的距離比起單隻飛行時，多出 71%。

這是日本學者赤松要（Kaname Akamatsu）於 1935 年提出雁行理論（Flying-geese model）。

「社會支持」是指個人在社會體系裡，與他人的互動過程中，主觀感受自己是受到尊重與被愛，情感上有所歸屬與認同，進而能肯定自我價值，在面臨壓力或問題時，擁有應變處理的能力。個人的生理、心理發展狀況，有部分仰賴著與外界交流互動的情形而定，支持的社會環境，不僅能滿足個人情感上的需求，增進個體生活適應的能力，更可以增強學習動機，減輕因挫敗而產生的壓力與負面影響。

「社會支持」的概念，最早源自於 70 代，Caplan
（1974）開始對「社會支持」有較完整的定義：「指個人
在某一成員、團體或環境當中，從正式或非正式的管道中
獲得情緒上、知覺上或物質上的支持，進而提升對挫折及
壓力的忍受力。」House（1981）則認為「社會支持」影
響一個人對壓力的感受以及健康狀態。當個體的社會支持
健全時，對壓力的感受度較低，也比較能夠承受較高的壓
力，健康狀態也相對比較好。更有研究發現，社會支持不
但可以減緩生活壓力對生理、心理健康所造成的負面影
響，更可以增進生活適應的能力。（Gottlieb, 1983）。

　　有學者將社會支持分類為四個面向：
- 情感性支持（自尊、情感、信任、關心及傾聽）
- 實質性支持（金錢和設備）
- 知識性支持（建議、指導、提供訊息）
- 評價性支持（肯定、回饋及社會性比較）。（House,
  Robbins & Metzner, 1982）

原來大腦可以這樣練：
提升學習抗壓力，成功者的大腦運動訓練課程

除此之外，社會支持的功能性，也可分為直接效果以及緩衝效果（Cohen & Wills, 1985）。

直接效果（direct effect）：能滿足個人自尊、安全感及隸屬感，直接增進身心健康。

緩衝效果（buffering effect）：能減緩壓力所帶來的負面感受，間接對身心健康及環境適應性，帶來改善作用。

社會支持所帶來的好處相當的多，早在 1996 年的一篇文獻回顧研究即表明，「社會支持與心血管健康、免疫功能有關」（Uchino et al., 1996）。打開了社會支持理論運用與身體活動議題的新標竿。從近期的這些研究中，我們可以發現到社會支持似乎是個人在社會環境中，透過運作多種關係型態而獲得人際互動的協助與支持。社會支持能改變、維持運動習慣，更可以提升參與運動動機的各項益處（Colangelo & Weissbrod, 2019），是未來於增進大眾健康、促進公共衛生，以及教育專業人員未來努力的目標。

無論課程多有效，很多人最終還是會因為無法持之以恆而失敗。這除了與自身的努力及毅力有關之外，社會支持也是一種由外給予心理協助與支持的重要力量，是心理學家所關注的一個重要層面。在以提升「執行功能」為核心的課程裡，來自教練或教師、同儕、家人的社會支持，不但可以幫助學習者持續接受課程的挑戰而不斷進步，也可以鼓勵學習者將運動課程中所學習到的能力，應用於生活面向中。

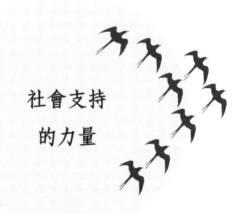

社會支持
的力量

原來大腦可以這樣練：
提升學習抗壓力，成功者的大腦運動訓練課程

「一個人走得快，一群人走得遠」。

（*If you want to go fast, go alone, if you want to go far, go together.*）

　　運用多元的雞尾酒式課程來提升「執行功能」，可以讓學習更加有趣。若再加上情境脈絡（context）讓訓練的方法與生活結合，創造學習遷移的機會，讓學習的效果可以於日常生活中展現，那麼將可以讓學習不再只是測驗上的成績優劣，更是真正可以精進能力、終身受用的寶藏！

結語

FOREWORD

　　學生要用功讀書，比較有機會到頂尖的大學攻讀，在未來比較有好的工作機會與待遇。運動員要努力訓練、充分準備，才有機會在競技場上獲得勝利。職場上要不斷學習、用心盡力，才能有好績效，受上司重用。換句話說，不論是在人生的哪一階段，職場的哪個位階？要能出類拔萃，才能出頭，這是一個大部分人都懂的道理。

　　但是，懂了這些道理，就做得到嗎？在教育相當普及的臺灣，路上隨機找人詢問「團隊合作能力」、「挫折容忍力」、「逆境成長能力」、「抗壓能力」、「創造力」、「紀律」與「執行力」、「跳脫舒適圈的能力」……等，是不

 原來大腦可以這樣練：
提升學習抗壓力，成功者的大腦運動訓練課程

是很重要的成功特質？我相信大部分人的回答都是肯定的。如果再追問每個人是否都具備這些能力，那答案可能就很不一樣了。既然都認知到這些心理技能的重要性，為什麼不一定能做得到呢？為什麼會產生知與行之間的落差？有方法減少知－行之間的落差嗎？這些問題應該是許多人心中的大哉問。

心理學與認知神經科學的進展，幫助了我們更加了解各種能力的養成機制，也因此讓我們能發展出更有效，可以提升上述人生成功關鍵心理技能的方法。本書在這樣的基礎下，提供一套以運動課程為載具，以樂趣、成就感跟挑戰性為核心的成功心理技能強化平臺，希望能讓更多孩子在享受運動樂趣的過程中，除了鍛鍊身體與運動技術，更重要的還能一點一滴建構成功心理技能的神經迴路，讓這個技能熟練到自動化，未來在面對課業、事業、人生不同階段的各種挑戰時，都能保有積極正向的態度，有韌性、有創意地解決問題，幫助他們達到健康、成功、快樂的人生終極目標。

參考文獻

Ames, C. J. S. p. i. t. c. (1992). Achievement goals and the classroom motivational climate. 1, 327-348.

Angevaren M, Aufdemkampe G, Verhaar HJ, Aleman A, Vanhees L. Physical activity and enhanced fitness to improve cognitive function in older people without known cognitive impairment. Cochrane Database Syst Rev 2008; CD005381.

Aston-Jones, G., & Cohen, J. D. (2005). An integrative theory of locus coeruleus-norepinephrine function: adaptive gain and optimal performance. Annu. Rev. Neurosci., 28, 403-450.

Averbeck, B. B., & Murray, E. A. (2020). Hypothalamic interactions with large-scale neural circuits underlying reinforcement learning and motivated behavior. Trends in Neurosciences.

原來大腦可以這樣練：
提升學習抗壓力，成功者的大腦運動訓練課程

Bamidis, P. D., Vivas, A. B., Styliadis, C., Frantzidis, C., Klados, M., Schlee, W., et al. (2014). A review of physical and cognitive interventions in aging. Neurosci. Biobehav. Rev. 44, 206-220. doi: 10.1016/j.neubiorev.2014.03.019

Beauregard, M., & Lévesque, J. (2006). Functional magnetic resonance imaging investigation of the effects of neurofeedback training on the neural bases of selective attention and response inhibition in children with attention-deficit/hyperactivity disorder. Applied psychophysiology and biofeedback, 31(1), 3-20.

Berridge, C. W., & Waterhouse, B. D. (2003). The locus coeruleus–noradrenergic system: modulation of behavioral state and state-dependent cognitive processes. Brain research reviews, 42(1), 33-84.

Black, J. E., Isaacs, K. R., Anderson, B. J., Alcantara, A. A. & Greenough, W. T. Learning causes synaptogenesis, whereas motor activity causes angiogenesis, in cerebellar cortex of adult rats. Proceedings of the National Academy of Sciences

87, 5568-5572 (1990).

Bolger, N., Zuckerman, A., Kessler, R. C. J. J. o. p., & psychology, s. (2000). Invisible support and adjustment to stress. 79(6), 953.

Caplan, G. (1974). Support systems and community mental health: Lectures on concept development: behavioral publications.

Chang, Y. K., Huang, C. J., Chen, C, F., & Hung, T. M.* (2013). Physical Activity and Working Memory in Healthy Older Adults: An ERP Study. Psychophysiology, 50, 1174-1182.

Chaouloff, F., Laude, D., Merino, D., Serrurrier, B., Guezennec, Y., & Elghozi, J. (1987). Amphetamine and α-methyl-p-tyrosine affect the exercise-induced imbalance between the availability of tryptophan and synthesis of serotonin in the brain of the rat. Neuropharmacology, 26(8), 1099-1106.

Chen FT, Etnier JL, Chan KH, Chiu PK, Hung TM, Chang YK. Effects of Exercise Training Interventions on Executive

原來大腦可以這樣練：
提升學習抗壓力，成功者的大腦運動訓練課程

Function in Older Adults: A Systematic Review and Meta-Analysis. Sports Medicine (Auckland, NZ). 2020.

Cohen, S., & Wills, T. A. J. P. b. (1985). Stress, social support, and the buffering hypothesis. 98(2), 310.

Colangelo, A. M., & Weissbrod, C. S. J. E. M. (2019). The Role of Social Support, Self-Efficacy, and Motivation in the Exercise Behavior of Women. Exercise Medicine, 3 (6) (2019), pp. 1-13.

Colcombe S, Kramer AF. Fitness effects on the cognitive function of older adults: a meta-analytic study. Psychol Sci 2003; 14:125-130.

Cuenen, A., Jongen, E. M., Brijs, T., Brijs, K., Houben, K., & Wets, G. (2016). Effect of a working memory training on aspects of cognitive ability and driving ability of older drivers: Merits of an adaptive training over a non-adaptive training. Transportation research part F: traffic psychology and behaviour, 42, 15-27.

Dai, C. T., Chang, Y. K. *, Huang, C. J., & Hung, T. M.*,

(2013). Exercise Mode and Executive Function in Older Adults: An ERP Study of Task-switching. Brain and Cognition, 83, 153-162.

Desseilles, M., E. Balteau, V. Sterpenich, T. T. Dang-Vu, A. Darsaud, G. Vandewalle, G. Albouy, et al. 2009. "Abnormal Neural Filtering of Irrelevant Visual Information in Depression." Journal of Neuroscience 29 (5): 1395–1403. https://doi.org/10.1523/JNEUROSCI.3341-08.2009.Diamond, A. (2013). Executive functions. Annual Review of Psychology. 64:135–68

Diamond, A., & Ling, D. S. (2016). Conclusions about interventions, programs, and approaches for improving executive functions that appear justified and those that, despite much hype, do not. Developmental cognitive neuroscience, 18, 34-48.

Epstein, J. J. R. o. m. i. e. (1989). Family structures and student motivation: A developmental perspective. 3, 259-295.

Falck, R. S., Davis, J. C., Best, J. R., Crockett, R. A., & Liu-Ambrose, T. (2019). Impact of exercise training on physical and cognitive function among older adults: a systematic review and meta-analysis. Neurobiology of aging, 79, 119-130.

Fabel, K. et al. VEGF is necessary for exercise induced adult hippocampal neurogenesis. European Journal of Neuroscience 18, 2803-2812 (2003).

Fissler, P., Küster, O., Schlee, W., and Kolassa, I. -T. (2013). Novelty interventions to enhance broad cognitive abilities and prevent dementia: synergistic approaches for the facilitation of positive plastic change. Prog. Brain Res. 207, 403–434. doi: 10.1016/B978-0-444-63327-9.00017-5

Gomes, F. G. N. et al. The beneficial effects of strength exercise on hippocampal cell proliferation and apoptotic signaling is impaired by anabolic androgenic steroids. Psychoneuroendocrinology 50, 106-117 (2014).

Greenough, W. T., Juraska, J. M. & Volkmar, F. R. Maze training effects on dendritic branching in occipital cortex of adult rats. Behavioral and neural biology 26, 287-297 (1979).

Gremore, T. M., Baucom, D. H., Porter, L. S., Kirby, J. S., Atkins, D. C., & Keefe, F. J. J. H. P. (2011). Stress buffering effects of daily spousal support on women's daily emotional and physical experiences in the context of breast cancer concerns. 30(1), 20.

Hardung, S., Epple, R., Jäckel, Z., Eriksson, D., Uran, C., Senn, V., & Diester, I. (2017). A functional gradient in the rodent prefrontal cortex supports behavioral inhibition. Current Biology, 27(4), 549-555.

Herold F, Hamacher D, Schega L and Müller NG (2018) Thinking While Moving or Moving While Thinking – Concepts of Motor-Cognitive Training for Cognitive Performance Enhancement. Frontiers in Aging Neuroscience. 10:228. doi: 10.3389/fnagi.2018.00228

Hirt, Edward R., Erin E. Devers, and Sean M. McCrea. 2008. "I Want to Be Creative: Exploring the Role of Hedonic

Contingency Theory in the Positive Mood-Cognitive Flexibility Link."Journal of Personality and Social Psychology 94 (2): 214.

Hitchcock, C., & Westwell, M. S. (2017). A cluster randomised, controlled trial of the impact of Cogmed working memory training on both academic performance and regulation of social, emotional and behavioural challenges. Journal of Child Psychology and Psychiatry, 58(2), 140-150.

Holmes, J., Gathercole, S. E., & Dunning, D. L. (2009). Adaptive training leads to sustained enhancement of poor working memory in children. Developmental Science, 12(4), F9-F15.

Horowitz, A. M. et al. Blood factors transfer beneficial effects of exercise on neurogenesis and cognition to the aged brain. Science 369, 167-173 (2020).

House, J. S. (1981). Work stress and social support. Reading Addison-Wesley, MA (1981), p. 1981.

House, J. S., Robbins, C., & Metzner, H. L. J. A. j. o. e. (1982).

The association of social relationships and activities with mortality: prospective evidence from the Tecumseh Community Health Study. 116(1), 123-140.

Hsieh, S.-S., Fung, D., Tsai, H., Chang, Y.-K., Huang, C.-J., Hung, T.-M. (2018). Differences in working memory as a function of physical activity in children. Neuropsychology, 32(7), 797-808.

Hsieh, S. S., Lin, C. C., Chang, Y. K., Huang, C. J., & Hung, T. M. (2017). Effects of Childhood Gymnastics Program on Spatial Working Memory. Med Sci Sports Exerc, 49(12), 2537-2547. doi:10.1249/MSS.0000000000001399

Hsieh, S. S. #, Tsai, J.R. #, Chang, S.H., Cheng, C.F., Sung, Y.T., & Hung, T.M.* (2018). The Relations between 3-year Changes in Physical Fitness and Academic Performance in Nationally Representative Sample of Junior High School Students. Scientific Reports, 8:15978 DOI: 10.1038/s41598-018-34370-2.

Hsieh, S.S., Tsai, J.R., Chang, S.H., Ho, J.Y., Chen, J.F., Chen,

原來大腦可以這樣練：
提升學習抗壓力，成功者的大腦運動訓練課程

P.H., Sung, Y.T., & Hung, T.M.* (2019). The subject-dependent, cumulative, and recency association of aerobic fitness with academic performance in Taiwanese junior high school students. BMC Pediatrics 19:25, https://doi.org/10.1186/s12887-018-1384-4

Huang, C. J., Lin, P. C., Hung, C. L., Chang, Y. K., & Hung, T. M.* (2014). Type of physical exercise and inhibitory function in older adults: An event-related potential study. Psychology of Sport and Exercise, 15(2), 205-211.

Jak, A. J., Seelye, A. M., & Jurick, S. M. (2013). Crosswords to computers: a critical review of popular approaches to cognitive enhancement. Neuropsychology Review, 23(1), 13-26.

Jennings, J. R., Allen, B., Gianaros, P. J., Thayer, J. F., & Manuck, S. B. (2015). Focusing neurovisceral integration: Cognition, heart rate variability, and cerebral blood flow. Psychophysiology, 52(2), 214-224

Johnson, J. L., Rudisill, M. E., Hastie, P., Wadsworth, D.,

Strunk, K., Venezia, A., Sport. (2019). Changes in fundamental motor-skill performance following a nine-month mastery motivational climate intervention. 90(4), 517-526.

Kao, S.-C., Westfall, D. R., Parks, A. C., Pontifex, M. B. & Hillman, C. H. Muscular and aerobic fitness, working memory, and academic achievement in children. Med Sci Sports Exerc 49, 500-508 (2017).

Kassai, R., Futo, J., Demetrovics, Z., & Takacs, Z. K. (2019). A meta-analysis of the experimental evidence on the near-and far-transfer effects among children's executive function skills. Psychological Bulletin, 145(2), 165.

Kortsandreou, F., Wegner, M.; Niemann, C., & Budde, H. (2016). Effects of Motor versus Cardiovascular Exercise Training on Children's Working Memory. Medicine and Science in Sport & Exercise, 48(6), 1144-1152.

Kempermann, G., Kuhn, H. G. & Gage, F. H. More hippocampal neurons in adult mice living in an enriched environment. Nature 386, 493-495 (1997).

Khacho, M., Harris, R. & Slack, R. S. Mitochondria as central regulators of neural stem cell fate and cognitive function. Nature Reviews Neuroscience 20, 34-48 (2019).

Kraft, E. (2012). Cognitive function, physical activity, and aging: possible biological links and implications for multimodal interventions. Neuropsychol. Dev. Cogn. B Aging Neuropsychol. Cogn. 19, 248-263. doi: 10.1080/13825585.2011.645010

Langdon, K. D., & Corbett, D. (2012). Improved working memory following novel combinations of physical and cognitive activity. Neurorehabilitation and neural repair, 26(5), 523-532.

Liu, P. Z. & Nusslock, R. Exercise-mediated neurogenesis in the hippocampus via BDNF. Frontiers in neuroscience 12, 52 (2018).

Llorens-Martín, M. A new player in the beneficial effects of exercise on the aged brain. Signal Transduction and

Targeted Therapy 5, 1-2 (2020).

Lu, B., Nagappan, G. & Lu, Y. in Neurotrophic factors 223-250 (Springer, 2014).

Ludyga S, Gerber M, Brand S, Holsboer Trachsler E, Pühse U. Acute effects of moderate aerobic exercise on specific aspects of executive function in different age and fitness groups: A meta analysis. Psychophysiology. 2016; 53(11):1611-26.

Ludyga, S., Gerber, M., Pühse, U., Looser, V. N., & Kamijo, K. (2020). Systematic review and meta-analysis investigating moderators of long-term effects of exercise on cognition in healthy individuals. Nature Human Behaviour, 4, 603-612.

Luis-Ruiz, S., Caldú, X., Sánchez-Castañeda, C., Pueyo, R., Garolera, M., & Jurado, M. Á. (2020). Is cognitive training an effective tool for improving cognitive function and real-life behaviour in healthy children and adolescents? A systematic review. Neuroscience & Biobehavioral Reviews.

Mavros, Y., Gates, N., Wilson, G. C., Jain, N., Meiklejohn, J.,

原來大腦可以這樣練：
提升學習抗壓力，成功者的大腦運動訓練課程

Brodaty, H., Wen, W., Singh, N., Baune, B. T., & Suo, C. (2017). Mediation of cognitive function improvements by strength gains after resistance training in older adults with mild cognitive impairment: outcomes of the study of mental and resistance training. Journal of the American Geriatrics Society, 65(3), 550-559.

McGowan, A. L., Chandler, M. C., Brascamp, J. W. & Pontifex, M. B. Pupillometric indices of locus-coeruleus activation are not modulated following single bouts of exercise. International Journal of Psychophysiology 140, 41-52 (2019).

McSween, M.-P., Coombes, J. S., MacKay, C. P., Rodriguez, A. D., Erickson, K. I., Copland, D. A., & McMahon, K. L. (2019). The immediate effects of acute aerobic exercise on cognition in healthy older adults: a systematic review. Sports Medicine, 49(1), 67-82.

Meeusen, R., & Fontenelle, V. (2012). The monoaminergic system in animal models of exercise. In Functional

Neuroimaging in Exercise and Sport Sciences (pp. 59-76). Springer.

Mojtahedi, S. et al. Voluntary wheel running promotes improvements in biomarkers associated with neurogenic activity in adult male rats. Biochemical and Biophysical Research Communications (2020).

Moreau, D., Kirk, I. J. & Waldie, K. E. High-intensity training enhances executive function in children in a randomized, placebo-controlled trial. Elife 6, e25062 (2017).

Moreno-Murcia, J. A., Belando, N., Huéscar, E., & Torres, M. D. J. R. L. d. P. (2017). Social support, physical exercise and life satisfaction in women. 49(3), 194-202.

Morland, C. et al. Exercise induces cerebral VEGF and angiogenesis via the lactate receptor HCAR1. Nature communications 8, 1-9 (2017).

Murray, Noel, Harish Sujan, Edward R. Hirt, and Mita Sujan. 1990. "The Influence of Mood on Categorization: A Cognitive Flexibility Interpretation." Journal of Personality and Social 568 Psychology 59 (3): 411

Nash, K., Stevens, S., Greenbaum, R., Weiner, J., Koren, G., & Rovet, J. (2015). Improving executive functioning in children with fetal alcohol spectrum disorders. Child neuropsychology, 21(2), 191-209.

Nicholls, J. G. (1989). The competitive ethos and democratic education: Harvard University Press.

Northey JM, Cherbuin N, Pumpa KL, Smee DJ, Rattray B. Exercise interventions for cognitive function in adults older than 50: a systematic review with meta-analysis. Br J Sports Med 2018; 52:154-160.

Omizo, M. M., & Williams, R. E. (1982). Biofeedback-induced relaxation training as an alternative for the elementary school learning-disabled child. Biofeedback and Self-regulation, 7(2), 139-148.

Paas, F. G., & Van Merriënboer, J. J. (1994). Instructional control of cognitive load in the training of complex cognitive tasks. Educational psychology review, 6(4), 351-

371.

Pagliari, R., & Peyrin, L. (1995). Norepinephrine release in the rat frontal cortex under treadmill exercise: a study with microdialysis. Journal of Applied Physiology, 78(6), 2121-2130.

Parker, A. E., Kupersmidt, J. B., Mathis, E. T., Scull, T. M., & Sims, C. (2014). The impact of mindfulness education on elementary school students: evaluation of the Master Mind program. Advances in School Mental Health Promotion, 7(3), 184-204.

Pontifex, M.B., Saliba, B.J., Raine, L.B., Picchietti, D.L., & Hillman, C.H. (2013). Exercise Improves Behavioral, Neurocognitive, and Scholastic Performance in Children with Attention-Deficit/Hyperactivity Disorder, Journal of Pediatrics, 162, 543-551.

Prochazka, J., Ovcari, M., Durinik, M. J. L. (2020). Sandwich feedback: The empirical evidence of its effectiveness. , Learning & Motivation.71, 101649.

原來大腦可以這樣練：
提升學習抗壓力，成功者的大腦運動訓練課程

Rafaeli, E., Gleason, M. E. J. J. o. F. T., & Review. (2009). Skilled support within intimate relationships. 1(1), 20-37.

Raichlen, D.A. & Alexander, G.E. (2017). Adaptive Capacity: An Evolutionary Neuroscience Model Linking Exercise, Cognition, and Brain Health Trends in Neurosciences, July 2017, Vol. 40, No. 7, 408-421.

Raine, L.B., Kao, S.C., Pindus, D., Westfall, D.R., Shigeta, T.T., Logan, N., Cadenas- Sanchez, C., Li, L., Drollette, E.S., Pontifex, M.B., Khan, N.A., Kramer, A.F., & Hillman, C.H. (2018). Large-Scale Reanalysis of Childhood Fitness and Inhibitory Control, Journal of Cognitive Enhancement, https://doi.org/10.1007/s41465-018-0070-7

Ramos, B. P., & Arnsten, A. F. (2007). Adrenergic pharmacology and cognition: focus on the prefrontal cortex. Pharmacology & therapeutics, 113(3), 523-536.

Rang, H. P., Ritter, J. M., Flower, R. J., & Henderson, G. (2015). Rang and Dale's Pharmacology: Elsevier Health

Sciences.

Sawaguchi, T., & Goldman-Rakic, P. S. (1991). D1 dopamine receptors in prefrontal cortex: involvement in working memory. Science, 251(4996), 947-950.

Schwarzer, R., Weiner, B. J. J. o. S., & Relationships, P. (1991). Stigma controllability and coping as predictors of emotions and social support. 8(1), 133-140.

Smith, R., Thayer, J. F., Khalsa, S. S., & Lane, R. D. (2017). The hierarchical basis of neurovisceral integration. Neuroscience & Biobehavioral Reviews, 75, 274-296.

Sprenger, A. M., Atkins, S. M., Bolger, D. J., Harbison, J. I., Novick, J. M., Chrabaszcz, J. S., . . . Bunting, M. F. (2013). Training working memory: Limits of transfer. Intelligence, 41(5), 638-663.

Steiner, J. L., Murphy, E. A., McClellan, J. L., Carmichael, M. D. & Davis, J. M. Exercise training increases mitochondrial biogenesis in the brain. Journal of applied physiology 111, 1066-1071 (2011).

原來大腦可以這樣練：
提升學習抗壓力，成功者的大腦運動訓練課程

Stern, Y., MacKay-Brandt, A., Lee, S., McKinley, P., McIntyre, K., Razlighi, Q., Sloan, R. P. (2019). Effect of aerobic exercise on cognition in younger adults: a randomized clinical trial. Neurology, 92(9), e905-e916.

Sul, J. H., Jo, S., Lee, D., & Jung, M. W. (2011). Role of rodent secondary motor cortex in value-based action selection. Nature neuroscience, 14(9), 1202.

SWELLER, J (2011). Chapter two - Cognitive Load Theory, Psychology of Learning and Motivation, 55, 37-76.

Swickert, R. J., Rosentreter, C. J., Hittner, J. B., Mushrush, J. E. J. P., & Differences, I. (2002). Extraversion, social support processes, and stress. 32(5), 877-891.

Takacs, Z. K., & Kassai, R. (2019). The efficacy of different interventions to foster children's executive function skills: A series of meta-analyses. Psychological Bulletin, 145(7), 653.

Uchino, B. N., Cacioppo, J. T., & Kiecolt-Glaser, J. K. J. P. b. (1996). The relationship between social support and physiological processes: a review with emphasis on

underlying mechanisms and implications for health.
119(3), 488.

Um, H.-S. et al. Treadmill exercise represses neuronal cell death
in an aged transgenic mouse model of Alzheimer's disease.
Neuroscience research 69, 161-173 (2011).

Van Praag, H., Kempermann, G. & Gage, F. H. Running
increases cell proliferation and neurogenesis in the adult
mouse dentate gyrus. Nature neuroscience 2, 266-270
(1999).

Volkmar, F. R. & Greenough, W. T. Rearing complexity affects
branching of dendrites in the visual cortex of the rat.
Science 176, 1445-1447 (1972).

Wadsworth, D. D., Rudisill, M. E., Hastie, P. A., Irwin, J. M.,
Rodriguez-Hernandez, M. G. J. R. Q. f. E., & Sport.
(2017). Preschoolers' Physical Activity Participation Across
a Yearlong Mastery-Motivational Climate Intervention.
88(3), 339-345.

Watson, D., & Clark, L. A. (1997). Extraversion and its positive emotional core. In Handbook of personality psychology (pp. 767-793).

身體文化 169

原來大腦可以這樣練：
提升學習抗壓力，成功者的大腦運動訓練課程

作　　者	洪聰敏
圖表提供	洪聰敏
責任編輯	廖宜家
主　　編	謝翠鈺
企劃主任	賴彥綾
資深企劃經理	何靜婷
封面設計	江孟達工作室
美術編輯	菩薩蠻數位文化有限公司

董 事 長　趙政岷

出 版 者　時報文化出版企業股份有限公司

　　　　　108019台北市和平西路三段二四〇號七樓

　　　　　發行專線　(〇二)二三〇六六八四二

　　　　　讀者服務專線　〇八〇〇二三一七〇五

　　　　　　　　　　(〇二)二三〇四七一〇三

　　　　　讀者服務傳真　(〇二)二三〇四六八五八

　　　　　郵撥　一九三四四七二四時報文化出版公司

　　　　　信箱　一〇八九九　台北華江橋郵局第九九信箱

時報悅讀網　http://www.readingtimes.com.tw

法律顧問　理律法律事務所 陳長文律師、李念祖律師

印　　刷　勁達印刷有限公司

初版一刷　二〇二一年十一月十九日

初版七刷　二〇二三年十二月五日

定　　價　新台幣三二〇元

缺頁或破損的書，請寄回更換

原來大腦可以這樣練：提升學習抗壓力,成功者的大腦
運動訓練課程 / 洪聰敏著. -- 初版. -- 臺北市：時報
文化出版企業股份有限公司，2021.11
　　面；　公分. -- (身體文化；169)
ISBN 978-957-13-9584-5（平裝）

1.健腦法 2.運動健康

411.19　　　　　　　　　　　　　110017286

ISBN 978-957-13-9584-5
Printed in Taiwan